U0385712

直面种植治疗失败
Dental Implant Failure

直面种植治疗失败
Dental Implant Failure

预防、治疗和维护的临床指南
A Clinical Guide to Prevention, Treatment, and Maintenance Therapy

（美）托马斯·威尔逊
（Thomas G. Wilson Jr.）

（美）斯蒂芬·哈勒尔
（Stephen Harrel）

主　编

黄建生　主　审

刘天涛　吴松涛　主　译

陈馥淳　刘　蓉　副主译

北方联合出版传媒（集团）股份有限公司
辽宁科学技术出版社

图文编辑

杨　帆　刘　娜　张　浩　刘玉卿　肖　艳　刘　菲　康　鹤　王静雅　纪凤薇　杨　洋

First published in English under the title:
Dental Implant Failure: A Clinical Guide to Prevention, Treatment, and Maintenance
Therapy
Edited by Thomas G. Wilson Jr. and Stephen Harrel, edition: 1
Copyright © Springer Nature Switzerland AG, 2019
This edition has been translated and published under licence from
Springer Nature Switzerland AG.
Springer Nature Switzerland AG takes no responsibility and shall not be made liable
for the accuracy of the translation.

©2024，辽宁科学技术出版社。
著作权合同登记号：06-2023第150号。

图书在版编目（CIP）数据

直面种植治疗失败 /（美）托马斯·威尔逊（Thomas G.
Wilson Jr.），（美）斯蒂芬·哈勒尔（Stephen Harrel）主编；
刘天涛，吴松涛主译. —沈阳：辽宁科学技术出版社，2024.3
　　ISBN 978-7-5591-3294-9

　　Ⅰ.①直…　Ⅱ.①托…　②斯…　③刘…　④吴…　Ⅲ.①
种植牙—口腔外科学　Ⅳ.①R782.12

中国国家版本馆CIP数据核字（2024）第005151号

出版发行：辽宁科学技术出版社
　　　　　（地址：沈阳市和平区十一纬路25号　邮编：110003）
印 刷 者：凸版艺彩（东莞）印刷有限公司
经 销 者：各地新华书店
幅面尺寸：170mm×240mm
印　　张：6.75
插　　页：4
字　　数：135千字
出版时间：2024年3月第1版
印刷时间：2024年3月第1次印刷
出 品 人：陈　刚
责任编辑：杨晓宇
封面设计：袁　舒
版式设计：袁　舒
责任校对：李　霞

书　　号：ISBN 978-7-5591-3294-9
定　　价：98.00元

投稿热线：024-23280336　　邮购热线：024-23280336
E-mail:cyclonechen@126.com　　http://www.lnkj.com.cn

中文版序言
Foreword

近30年来，国内口腔种植学的发展异常迅猛，越来越多的口腔医生投入种植临床工作中，特别是最近开始的种植义齿集采，使更多患者可以承担种植费用。相信随着国内经济的发展和人民生活水平的持续提高，种植技术的发展前景无限。

同时，由于口腔种植技术为毕业后教育，各地对医生的种植技术入门门槛高低把控不尽相同，种植市场对种植医生的需求量巨大，很多医生没有经过必要、系统的种植培训就开展种植治疗，使得种植医生技术水平参差不齐，对各种方式的继续教育需求也非常强烈。

学习发达国家的先进技术与理念是快速提升和规范国内口腔种植技术水平及理念的一条捷径。近年来，大量海外优秀的种植学专著被翻译成中文出版，对国内口腔种植学的发展和技术水平的提高起到了积极作用。

本书论述了患者的选择、治疗方案的制订、种植体的植入技术、种植体的修复方式与预防种植体周病变的相关性。反复强调对种植体周问题的预防重于治疗。对种植体周疾病的循证学病因、临床检查、诊断方法与技巧进行了深入浅出的阐述，提出了咬合与种植体周疾病之间关系的不同看法。强调了标准种植随访维护对种植体周软硬组织健康的重要意义，对目前种植体周炎治疗手段的有效性存在疑虑。对于种植医生特别是初学者开展规范化种植治疗，减少种植治疗术中及术后近期、中期、远期并发症，具有非常好的参照意义。本书中文版由刘天涛博士、吴松涛博士、陈馥淳医生、刘蓉医生这4位年轻但富有临床经验的同行翻译而成，相信一定能为国内口腔种植学的规范发展起到积极的推动作用。

黄建生

2024年1月于广州

主审简介
Reviewer

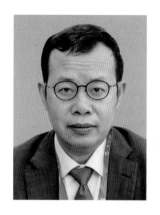

黄建生，主任医师。原广东省口腔医院特诊中心主任，广东省干部保健专家，广州莲之花口腔创始人。广州医科大学附属口腔医院特聘教授，中国科学院大学杭州口腔医院特聘教授，南方医科大学口腔医院特聘专家，德国法兰克福大学种植专业研究生导师。北京大学医学部第六届、第七届校友会理事，北京大学医学部优秀校友，北京大学口腔医学院优秀校友。国际牙医师学院（ICD）院士。中华口腔医学会口腔种植专业委员会委员，广东省口腔医学会口腔种植学专业委员会常务委员。《Clinical Oral Implants Research》（中文版）、《实用医学杂志》期刊编委。主编专著1本，副主编专著2本，参编专著4本。

译者简介
Translators

主 译

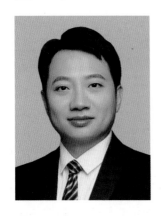

刘天涛，主治医师，暨南大学生物医学工程博士，南方医科大学口腔医学硕士。国际口腔重建科学委员会（FOR）会员，国际口腔种植学会（ITI）会员。广东省医疗专业技术口腔执业医师考试考官。《无牙颌的种植修复图谱》副主编，《Clinical Implant Dentistry and Related Research》特邀主编。Nobel Biocare中国区讲师。第六次BITC全国口腔种植病例大赛总决赛第三名、广州赛区第二名，All-on-4 campaign病例认证全国总决赛冠军。

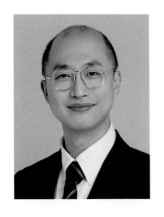

吴松涛，主治医师，日本东京医科齿科大学种植与口腔再生医学专业博士，吉林大学口腔医学院种植专业硕士（本硕连读七年制）。当代国际口腔医学会（iACD）国际区域主管，国际口腔种植学会（ITI）会员，国际种植牙专科医师学会（ICOI）会员，欧洲骨整合协会（EAO）会员，骨整合协会（AO）会员，中华口腔医学会口腔种植专业委员会会员，中日医学科技交流协会口腔分会委员。日本文部科学省奖学金获得者。

副主译

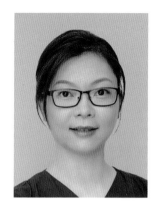

陈馥淳，主治医师，中山大学光华口腔医学院口腔医学硕士（本硕连读）。国际口腔种植学会（ITI）会员。中华口腔医学会口腔种植专业委员会会员，广东省口腔医学会口腔种植学专业委员会青年委员。参编口腔种植专著《无牙颌的种植修复图谱》。参与多项省市级课题项目，在口腔专业期刊发表论文数篇，获国家发明专利1项，多次在全国种植病例比赛及教学比赛中获奖（BITC全国口腔种植病例大赛、粤港澳台口腔种植临床病例演讲大赛、全国高校混合式教学设计创新大赛、致敬Brånemark教授无牙颌种植病例大师杯等）。

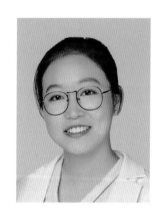

刘蓉，主治医师，广州医科大学口腔医学硕士。国际口腔种植学会（ITI）会员，中华口腔医学会会员，广东省临床医学学会牙种植学专业委员会委员。从事口腔种植、修复相关临床工作数年，荣获2019年"广医口腔青年好医生"称号。主持并参与省市级课题项目多项，发表核心期刊论文数篇，获国家发明专利1项。

目录
Contents

扫二维码查阅
参考文献

第1章 引言与基本原理
Introduction and Rationale

Thomas G. Wilson Jr. , Stephen Harrel

1.1 引言

种植义齿无法保证百分之百成功。

种植治疗失败对患者和医生而言都是灾难性的。本书旨在帮助减少种植治疗的问题和失败。本书所描述的方法是结合超过100年的种植临床经验并综合当前文献所得出的。当我们运用这些方法时，也应随着信息的更新而不断提升技巧。

我们知道，对细节的关注总是会带来更好的结果。某些快捷方法在短期可能费用更低，但往往会导致远期问题的增加。这同样适用于对种植系统的选择。甚少有种植体制造商能拿出足够的资金来生产质量稳定的产品，为产品测试投入资源，并能不间断地提供部件。对于修复配件和上部修复体也是如此。种植体原厂配件比第三方配件更精确。不匹配的配件可能导致早期失败。菌斑及异物与许多种植失败有关，因此强调个人口腔卫生和适当的维护程序是十分重要的。

本书分为3个部分：预防、病因学和管理。预防部分（第2章～第5章）强调了患者的选择、治疗方案、手术及修复。我们目前对种植治疗失败病因的理解将在病因学部分（第6章～第8章）做详细阐述。管理部分（第9章～第12章）主要讲述如何降低已成功植入的种植体及其配件未来出现问题的可能。

需要强调的是，虽然我们对种植体周骨吸收病因及治疗的了解在过去几年有

T. G. Wilson Jr. (✉) · S. Harrel
Private Practice of Periodontics, Dallas, TX, USA
e-mail: tom@northdallasdh.com

© Springer Nature Switzerland AG 2019
T. G. Wilson Jr., S. Harrel (eds.), *Dental Implant Failure*,
https://doi.org/10.1007/978-3-030-18895-5_1

所增加，但我们的认知仍有很大的空白。因此，建议读者及时了解关于这些最棘手问题的最新信息。

1.2　最新定义

2017年牙周病和植体周病国际分类研讨会[1]对种植体周组织的状态进行了定义。

- 种植体周组织健康。
- 种植体周黏膜炎。
- 种植体周炎。
- 种植体周软硬组织缺失。

种植体周黏膜炎的定义是探诊出血和有可见的炎症症状，但没有进行性骨吸收。种植体周炎的定义是以种植体周软硬组织炎症为特征的支持性骨质的进行性吸收（见第8章）。该报告的共识为：菌斑是种植体周炎、种植体周黏膜炎的唯一病因，而其他因素对种植体周疾病的发病可能起到一定的影响。

1.3　总结

本书将综述种植失败的预防、失败的潜在原因，以及目前处理失败种植体的方法。

第2章 种植体周问题的预防：患者的选择

Prevention of Peri–Implant Problems: Patient Selection

Pilar Valderrama

要点

- 患者的选择是种植治疗成功的关键因素。
- 对种植患者的适当筛选有助于预防未来的并发症。
- 应获得详尽的系统病史和牙科病史，并与患者评估和讨论风险因素。
- 解决可治疗的疾病和控制慢性疾病。
- 在种植手术前评估患者，与患者讨论手术方案及所有可能出现的并发症，并让患者知情同意，这是很重要的且是必需的。

2.1 患者筛选

随着大众对人工种植牙认知的提升，以及大量文献证明种植治疗的高可预测性，种植体的需求越发增大，口腔医生较之前更愿意为患者提供种植治疗[1]。口腔种植现在被认为是全口无牙颌患者和半口无牙颌患者的标准治疗方案。许多临床医生和患者选择拔除预后或美学不良的牙齿，并用种植体支持的修复体代替。但与此同时，我们却发现了越来越多关于生物和机械并发症的报道。据估计，种植体周炎影响着18.5%的种植患者以及12.8%的种植体[2]。因此，在并发症发生之

P. Valderrama (✉)
Texas A&M College of Dentistry, Severna Park, MD, USA

Periodontics and Implants, North Dallas Dental Health, Dallas, TX, USA

© Springer Nature Switzerland AG 2019
T. G. Wilson Jr., S. Harrel (eds.), *Dental Implant Failure*,
https://doi.org/10.1007/978-3-030-18895-5_2

前，识别那些有发生并发症风险的患者很重要。

当患者第一次接受检查，主诉要求修复缺失牙时，首先要考虑的是确定他们是否是合适的种植候选患者。应该强调倾听患者的需求和期望。许多并发症的发生是由患者的过高期望值以及对接受种植治疗的能力存在不全面的认知导致的。与患者开诚布公地进行沟通以了解他们的具体需求和关注点，这是治疗计划的必要部分。一旦发现问题，要教育患者了解这种情况下会如何影响最终治疗结果。在大多数情况下，患者听说过种植体，但不熟悉所有的配件及其与骨和软组织的相互作用。在制订治疗计划和治疗期间对术语进行解释是很重要的，以便患者充分了解治疗。使用视听资料和模型来解释种植治疗过程，可以帮助患者了解治疗程序和手术时间。患者了解了什么是种植体及其工作原理，并有兴趣进行种植治疗后，就必须进行全面的系统病史及牙科病史评估，以确定他们是否适合进行种植治疗。

2.2　系统病史

患者就诊时应记录人口统计信息，包括年龄和性别。就性别而言，男性种植体植入失败的风险略高于女性[3]。种植失败或并发症似乎与患者性别无关；然而，美国牙周病学会（AAP）和美国疾病控制与预防中心（CDC）报道称，男性牙周炎的比例高于女性，由于牙周炎是种植体周炎的风险因素，这可以解释种植失败及并发症与性别的关联[4]。

患者在接受种植治疗时应考虑年龄因素。但有文献表明，在上颌骨和下颌骨生长完成之前的早年植入种植体，可能与美学失败有关。例如，在患有外胚层发育不良（ED）或牙齿发育不全的患者中，经常能发现早年植入的种植体。根据2009年发表的文献综述，外胚层发育不良患者的种植体存活率为88.5%～97.6%[5]。低汗性外胚层发育不良患者，表现为口干症，由于基因突变直接影响骨骼结构，对于种植治疗来说呈现出特殊的挑战，可能会危及骨整合[6]，更容易发生种植体周炎。

下一步是获得完整的系统病史。众所周知，全身状况会影响口腔软硬组织的愈合。部分系统性疾病与牙周病发病风险增加相关，因此也与种植体周炎有关，应该进行全面问诊。已知的风险因素包括糖尿病和吸烟。糖尿病患者患种植体周炎的可能性几乎是非糖尿病患者的2倍；高血糖患者发生种植体周炎的风险比血糖正常患者高3.39倍[7]。在控制不良的糖尿病患者中观察到骨整合受损、种植体周炎的风险升高及种植失败的风险升高。然而，当糖尿病得到控制时，种植手术是安全和可预测的，并发症发生率与健康患者相似[8]。控制不良的2型糖尿病患者已被证明其种植体周探诊深度增加，放射学边缘骨水平改变[9]。

一些研究报道了心血管疾病对种植体存活率的影响。可能有一个混杂变量是关于牙周病患者与心血管疾病高度相关的共病可能性的表达[10]。

新出现的风险因素为风湿病。在一项前瞻性研究中，在类风湿关节炎（RA）患者中植入的种植体在治疗后3.5年的成功率为93.8%。在同一项研究中，RA和伴随结缔组织疾病的患者在探查时出现骨吸收增加和探诊出血增加[11]。这类患者应实施严格的口腔卫生维护计划，以避免软组织脆弱的患者发生并发症[12]。干燥综合征患者的平均成功率为86.33%；外胚层发育不良患者成功率为35.7%～100%；大疱性表皮松解症患者成功率为75%～100%；仅有少数研究报道口腔扁平苔藓（OLP）患者种植体存活率（SR）为100%[13]。在另一项长达5年的系统性研究中，OLP患者种植体存活率为95.3%。3年后，大疱性表皮松解症患者种植体存活率为98.5%。一般来说，报道的种植体存活率与没有这些情况的患者相当[14]。

骨质疏松症已被广泛研究证实没有关于其对种植体存活率影响的结论。横断面研究表明，骨质疏松和骨质减少的诊断并不会增加种植失败的风险，除非与吸烟习惯有关[15]。使用双膦酸盐（BP）等骨吸收抑制剂可能会影响种植手术后的骨愈合方式和骨整合。服用双膦酸盐的患者种植失败的风险略有增加（1.5%），然而，由于缺乏关于患者的文献报道[16]，目前没有足够的证据对这一问题做出明确的陈述。一项系统综述报道，对于种植手术前口服双膦酸盐1～4年的患者，在3年的随访期间没有一例患者发生骨坏死，骨整合不受药物的影响；种植体存活率为95%～100%。回顾接受双膦酸盐静脉注射治疗癌症患者的共识性指南，明确种植体植入的禁忌证[17]。然而，有文献报道了19例双膦酸盐相关的颌骨坏死（BRONJ）病例，表明给药后种植体周可能发生骨坏死。整体骨吸收可能是种植体相关BRONJ的特征之一，它不同于种植体周炎诱导的骨破坏。该文献作者建议需要研究骨微裂纹在这种类型骨破坏中的作用[18]。必须考虑其他影响免疫系统并使患者面临侵袭性牙周炎风险的情况，如血液病和免疫缺陷病。对于风险因素可控的HIV阳性患者、CD_4^+细胞计数正常的患者，4年随访后的种植成功率为94.7%；在种植体水平上计算时，成功率为94.53%[19]。预防性抗生素治疗，使用高活性抗逆转录病毒治疗，以及控制CD_4^+T淋巴细胞计数似乎对避免并发症的发生有重要作用[20]。然而，要考虑到与患者HIV状态相关的口腔侵入性手术风险可能会增加的科学证据有限[21]。

　　一份完整的调查问卷应该包括对所有系统病史和家族病史的回顾。由于吸烟和磨牙等习惯与种植失败有关，社会史和患者的习惯必须被记录下来。数据表明，与非吸烟患者相比，在种植体植入前或植入后吸烟患者种植失败的风险要高35%～70%。然而，在比较曾经吸烟者与非吸烟者的种植成功率时，没有统计学上的显著差异，这表明戒烟方案可能是有利的[22]，水烟斗和电子烟（ECIG）都能产生尼古丁。水烟斗吸烟与牙周炎、干槽症、癌前病变、口腔癌和食管癌有关。长期使用ECIG对健康的影响尚不明确[23]。

　　种植手术前应该获得一份完整的服药清单。如果患者报告有精神疾病（如畸形恐惧症或其他类似疾病），可能会干扰他们适应新义齿的能力，应进行精神科会诊。如果患者正在接受治疗，应获得治疗医生的信息，如有必要，可要求进行医疗咨询。

　　回顾患者的系统病史。对于患者所患的疾病，应记录其持续时间和严重程度。如有必要，应进行实验室检验并获得结果。系统病史回顾还可以帮助识别未确诊的疾病和可能的体征及症状。对于有假体关节置换术史的患者，应了解不同专业推荐的抗生素预防指南，并发起会诊。这对于那些有治疗失败史和原有医用假体替换史的患者尤其重要。由于在涉及钛表面腐蚀导致骨关节失败的研究和种植体周骨吸收中发现的相似情况，因此建议询问骨科医生种植失败的可能原因。

　　在有放疗史的癌症治疗病例中，总放疗剂量、受放疗影响的区域以及同时对化疗的使用应被记录在案，辐射剂量高于55Gy显著降低种植体存活率[24]。计算出种植体植入在辐射骨中的存活率约为84%；与未受照射的骨组织相比显著降低。建议严格监测和密切随访种植体，以避免并发症[25]；然而，癌症治疗的类型和在癌症重建手术后骨移植材料的应用似乎并不影响种植体的存活率[26]。必须考虑这些抗癌治疗的时机与植入手术的关系。一般来说，在种植体植入后进行照射的成功率更高（92%），而且下颌骨的成功率通常高于上颌骨[24]。也有一种风险会导致种植体丢失，即肿瘤复发，需要切除复发区域的种植体及骨质[26]。虽然一些数据表明，种植体在辐射骨中植入的时间与成功率之间没有关联，但文献报道间隔时间为6~15个月，成功率为62%~100%[27]。用于癌症后重建的骨移植类型与存活率有关。如果骨移植物有血管蒂（保留其原始的血液供应），存活率（89%）高于非血管化的骨移植物（81%）[24]。如果种植体在颌骨移植后立即植入，由于放置不当，种植失败和无法修复的风险更高[28]。化疗似乎与种植体周炎的高风险无关，但发表的研究数量有限[29]。

如果患者既往有口腔鳞状细胞癌（OSCC）的病史，重要的是要考虑在种植体周已经发现一些孤立的OSCC病灶。根据现有文献，种植体与OSCC的发展之间不可能建立因果关系。然而，它的存在可能与种植体周炎相混淆，因此如果种植体周的炎性病变突然出现，对常规治疗没有反应，无论有无麻醉或感觉异常，都应进行活检[30]。种植体周的恶性肿瘤可能占口腔癌病例的1.5%。OSCC（85%）、基底细胞癌和转移性癌已有文献报道。风险因素包括既往口腔恶性肿瘤、潜在恶性状况和吸烟[31]。神经系统疾病，如帕金森病、多发性硬化、肌萎缩侧索硬化、震颤，或其他影响患者保持口腔卫生能力的情况应记录在案。关于将种植体植入阿尔茨海默病、帕金森病等神经退行性疾病患者的病例报告表明，种植体可以改善这些患者的生活质量。在这些病例中，Figgion建议使用最少数量的种植体，理想情况下使用种植体来支持活动义齿，以便获得良好的口腔卫生[32]。

用于制造种植体和修复体的化学成分的过敏反应虽然很少见，但医生在术前也必须询问。关于钛金属临床过敏和不良事件的报道很少[33]。然而，一些研究报道了钛金属过敏的病例，建议在植入前询问患者是否有钛金属过敏反应史，并对经历过此类反应的患者进行贴片试验。钛金属过敏的诊断仍主要基于临床评估[34]。

2.3 牙科病史

回顾并填写完整的牙科病史。牙科病史关注患者主诉的同时，可提供患者何时定期维护的信息，以前的牙科治疗是如何起作用的。没有必要降低患者的期望值，而是要现实对待可实现的目标。首先，确定牙齿脱落的原因很重要。如果牙齿是因牙周病而脱落的，要知道患者多久之前被诊断为牙周病，接受了什么类型的治疗，以及牙周维护的频率和最后一次预约的日期。如果有牙周病史，种植体丢失、明显骨吸收和种植体周炎的风险与无牙周病史的患者相比显著增加[35]。在牙周病急性期患者中植入种植体，术后发生感染风险的概率显著增加[36]。有侵袭性牙周炎病史的患者失败的风险明显高于牙周健康患者和慢性牙周炎患者[37]。有报道称种植体存活率与健康患者（100%）相比，在3年的随访中，牙周病患者有更多的骨吸收和显著较低的种植体存活率（97.98%）[38]。当牙周病患者接受临床观察至较长时间（16年）时，显示种植成功率下降（96%）、黏膜炎发生率较高（56%）、种植体周炎发生率较高（26%）[39]。然而，在种植体植入前成功治疗牙周炎可以降低种植体周炎的风险[22]。

保持口腔卫生习惯，正确刷牙和使用间隙辅助工具，如牙线与间隙刷、冲牙器、螺旋形牙线或其他设备。种植体周的菌斑堆积与种植体周黏膜炎及种植体周骨吸收的发生有关。研究表明，近50%出现种植体周炎的是那些无法进行适当口腔卫生清洁的种植体[22]。基于对动物和人类研究的科学证据表明，与天然牙相比，生物膜的积聚导致种植体周出血位点发生率增高[40]。种植体周炎相关生物膜的微生物组成是混合的、非特异性的，与牙周炎非常相似[41]。因此，缺乏牙周维持或依从性差会导致更多位点的黏膜出血、深的种植体周袋，或牙槽骨吸收导致更高概率的种植体丢失[42]。与牙周炎相比，种植体周炎有更多的炎症浸润和严重的组织破坏，进展速度更快[41]。因此，患者遵守常规抗感染方案在治疗生物并发症和预防种植失败方面是有效的[43]。此外，应该控制如磨牙这样的不良习惯，因为当在修复体上出现磨损面时，发生种植体周炎的概率是正常的2.4倍[44]。使用漱口水、牙膏或含氟化物的凝胶后应被记录，因为氟化物与钛腐蚀有关。对于无牙颌患者，确定患者无牙颌的时间、使用过哪种修复体及使用时间是很重要的。这可以判断出剩余牙槽嵴的形状和骨吸收的量。如果有外伤史，剩余骨的畸形可能会限制修复的选择。如果由于根管并发症和预先存在的根尖周病变而导致牙齿脱落，有必要知道是否对根尖周病变进行了活检、诊断是什么，以及在拔牙时是否进行了骨移植手术。

对于戴全口义齿或完全无牙颌患者，种植体周炎的风险似乎较低。5年后完全无牙颌患者种植体周炎的总患病率为0，而部分牙列缺损患病率则为3.4%；10年后，患病率分别为5.8%和16.9%。矛盾的是，无牙颌患者的种植体上有更多的菌斑聚集，出血明显多于部分牙列缺损患者，但没有更深的种植体周袋[45]。这可以解释为部分牙列缺损患者比无牙颌患者更容易获得致病的种植体周微生物群。

因此，菌斑的性状似乎比其数量更能影响种植体周炎的发生[46]。

2.4　总结

种植体植入前必须有完整的系统病史和牙科病史。多种情况会影响种植治疗的长期结果，某些情况可能导致种植失败。应告知患者所有可能影响种植治疗成功的因素，以便他们充分了解种植治疗的潜在风险，然后提供知情同意。

第3章 种植体周问题的预防：治疗方案
Prevention of Peri–Implant Problems: Treatment Plan

Jeffrey Pope

要点

- 处理种植体周问题最好的方法是一开始就避免这些问题。
- 许多种植体周问题可以归因于不当的治疗方案。
- 种植位点评估是种植治疗计划中的一个关键步骤。
- 需要适当的影像学检查、模型研究及软硬组织评估。

3.1 引言

　　处理种植体周问题最好的方法是一开始就避免这些问题。大多数种植体周问题可归因于不当的治疗计划或不当的病例选择。确保有足够的骨、足够的附着组织、适当的种植体植入角度、标准的植入过程及合适的修复材料选择，这些对种植的成功都至关重要。如果没有恰当的种植治疗计划，种植失败的概率就会很高。

　　为了正确地设计种植修复，必须有全面的诊断信息。在种植手术时或修复体制作和戴入时，跳过标准流程中的任何步骤都有可能导致并发症。对种植患者的全面检查应包括对种植位点的专项评估以及对患者的系统健康状况（见第2章）、牙列、咬合、颞下颌关节、口腔软组织的整体评估。在最终确定治疗方案

J. Pope (✉)
Private Practice of Periodontics, Dallas, TX, USA

© Springer Nature Switzerland AG 2019
T. G. Wilson Jr., S. Harrel (eds.), *Dental Implant Failure*,
https://doi.org/10.1007/978-3-030-18895-5_3

图3.1　平行投照根尖片。

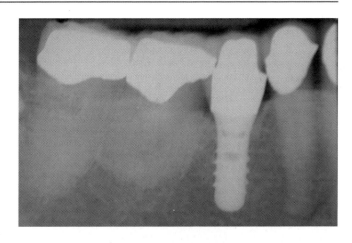

图3.2　不良投照角度根尖片。

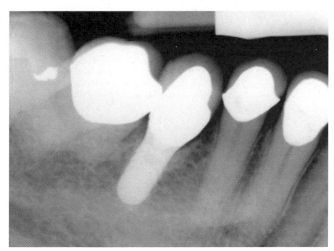

之前，获取一组影像学资料（根尖片、全景片和/或计算机断层扫描）、研究模型和照片是非常重要的。

　　种植治疗计划最重要的方面之一是一套高质量的诊断影像学资料。根尖片适合于二维评估骨的冠根向和近远中向。在手术植入种植体时，经常使用根尖片，以检查种植体窝洞或种植体与周围结构的邻近程度。拍摄X线片时应与牙齿和种植体平行投照，以准确地显示并测量种植位点（图3.1）。不良投照角度可能会将影像拉长或缩短，临床医生会得到一个错误的测量结果，并可能导致邻近结构或神经的损伤（图3.2）。

　　除了根尖片外，全景片还可以帮助临床医生识别大体的解剖结构，如下牙槽神经管、颏孔、上颌窦等（图3.3）。虽然全景片可以让术者了解相邻的牙齿和结

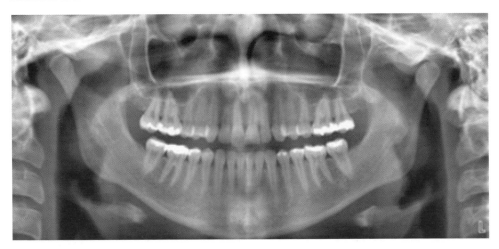

图3.3　全景片。

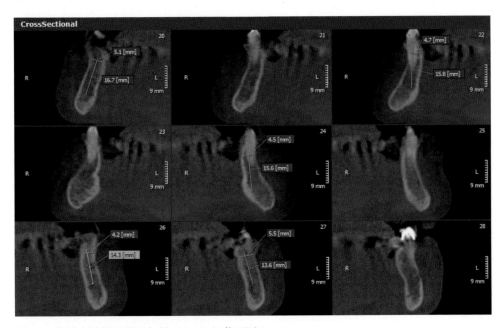

图3.4　锥形束计算机断层扫描（CBCT）截面图。

构，但全景片的失真度可高达25%[1]。因此，如果需要对种植位点进行更加精确的评估，锥形束计算机断层扫描（CBCT）更为合适（图3.4）。以下情况强烈建议拍摄CBCT对种植位点进行评估：前牙美学区、上颌后牙区靠近上颌窦、下颌第二前磨牙区（由于靠近颏孔）、下颌第二磨牙区（由于靠近下牙槽神经和可能的颌下腺窝骨倒凹），以及任何其他临床医生认为临床检查与常规二维X线摄影不足以充

图3.5 上颌磨牙伸长导致右下后牙区修复空间受限。

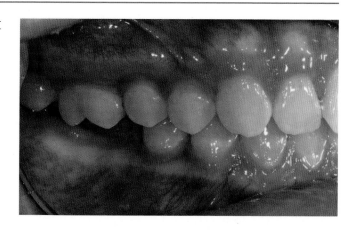

分评估种植位点的情况。随着数字牙科和治疗计划的进步，CBCT也可以用于术前诊断和外科导板的制作，以帮助医生在手术时正确植入种植体（见第4章）。

研究模型和照片是种植位点评估过程中的一个关键组成部分。通常，修复空间和种植体角度的问题可以通过术前评估研究模型来预防。这对于确保种植位点有足够的修复空间尤为重要。长时间缺牙的位点往往会导致对颌牙伸长，从而限制了修复空间和材料选择（图3.5）。必须充分评估颌间距离。研究模型通常还被用于制作手术导板，以帮助在手术时正确植入种植体（见第4章）。

对手术位点的骨质、骨量进行评估可以为临床医生提供重要的信息，这些信息涉及种植体需要整合的推荐时间、制备种植窝的最佳方法，以及种植体成功率的预估。骨质量较差的部位更容易出现种植体并发症和骨整合失败。骨通常分为 Ⅰ~Ⅳ型[2]。Ⅰ型骨非常致密，几乎完全是皮质骨，这种骨的血液供应有限，种植体通常需要更长的时间来整合。将种植体植入Ⅰ型骨的失败率更高。Ⅰ型骨通常见于下颌骨前部。另外，Ⅳ型骨是密度最小的一类骨，完全由松质骨组成。临床医生经常将Ⅳ型骨描述为"海绵状"或类似聚苯乙烯泡沫塑料。Ⅳ型骨通常见于上颌骨。手术位点是否需要骨增量［引导骨再生（GBR）］也在种植时机的选择中起作用。根据骨增量的大小和面积，建议植骨位点的组织愈合时间为3~8个月。植骨位点过早进行种植手术会导致种植体的稳定性欠佳，有较大风险导致种植失败。所使用的骨移植材料的类型（即选择同种异体骨还是小牛骨）将影响手术位点的骨质量。临床医生可以通过测量CBCT软件内的亨氏单位（HU）或密度单位来评估手术位点的骨密度[4]。

　　种植位点评估中最经常被忽视的一个方面是口腔软组织。应对相邻的天然牙和整个口腔进行牙周检查，看是否存在牙周病，并判断其牙龈生物型，因为这些因素都会增加种植失败的概率[5]。此外，邻牙位点的骨吸收可能导致手术后软组织退缩，这可能对美学区病例产生巨大的影响。所以，在进行任何选择性治疗之前，应首先处理炎症。种植体位点的角化龈或附着龈组织的量对种植体的长期稳定非常重要。许多种植体周的问题都可以归因于缺乏足够的角化组织，即使该种植体的植入及修复都很理想。建议在种植体的周围都至少有2mm的附着龈组织，以便为种植体提供足够的长期支持[6]。对于医生来说，在手术位点至少需要4mm的附着龈组织（舌侧2mm、颊侧2mm）。如果没有足够的软组织，应在植入前或植入时进行结缔组织移植或同种异体软组织移植。

　　最后，在种植体植入前要对整体牙列进行评估，检查龋齿、龈下修复体边缘和𬌗面磨耗痕迹。邻牙的龋病可能会影响患者的整体治疗计划，因为它会在种植体附近提供一个菌斑及食物残渣聚集的环境。咬合创伤已被证明是种植失败的可能病因之一[7]，确诊磨牙症的患者应安装适当的咬合保护装置，最好是硬质亚克力𬌗垫。

　　治疗计划的另一个方面涉及合适的种植体选择。在美国有超过200种牙科种植系统。建议临床医生选择一个信誉良好、在口腔文献中有长期成功记录的种植体制造商。成立时间短的小种植体制造商如果倒闭，可能导致未来无法获得零配件。种植体材料的选择（钛和陶瓷）也是一个考虑因素（图3.6）。30多年来，钛种植体一直是颌面部应用最广泛的种植体。近年来，氧化锆种植体已开始在市场上获得广泛关注。关于这些种植体长期成功的数据还很有限，只有时间才能证明氧化锆是否能成为钛种植体的替代品，是否拥有同样的骨整合与长期稳定效果。

　　另一个需要考虑的因素是种植体平台连接的类型（骨水平与软组织水平）、长度、形状（平行壁与锥形）和种植体的直径。通常，种植体平台的类型是由修复医生，有时也是外科医生，根据病例讨论的最终结果来决定的。软组织水平种植体提供了一个高度抛光的颈圈，使种植体–基台界面远离骨边缘（图3.7）。然而，在薄龈生物型或修复空间有限的区域，这可能导致钛颈圈透出软组织或瓷修复空间不足。骨水平种植体可以提供更大的修复空间，但种植体–基台界面将移至骨嵴水平（图3.8）。种植体的长度由位点骨量评估和与毗邻结构的距离来

图3.6 （a和b）钛和陶瓷
种植体。

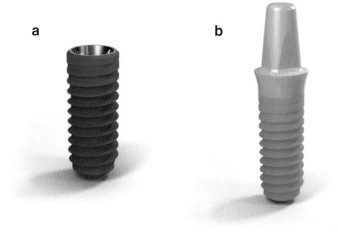

a　　　　　　　　**b**

图3.7 Straumann软组织水
平种植体。

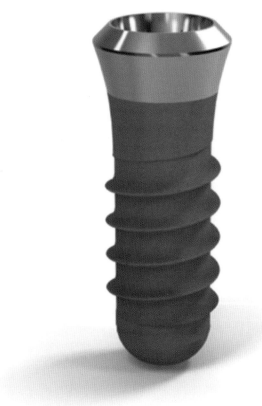

决定。建议种植体的根尖端与任何重要结构（神经、上颌窦、倒凹等）至少保持
2mm的距离[8]。种植体的形状（平行壁或锥形），是个人习惯的选择。通常，锥
形种植体提供更复杂的螺纹设计，可以更好地嵌入骨内，特别是在临床医生尝试

图3.8 Straumann骨水平种植体。

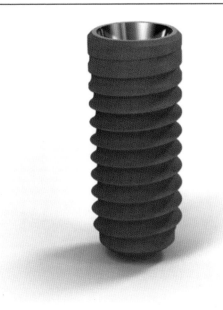

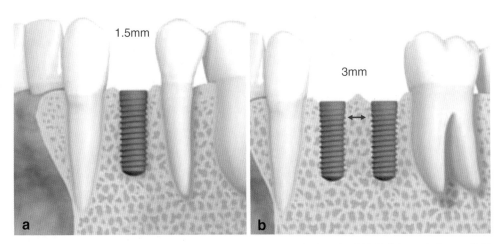

图3.9 （a）种植体与邻牙之间至少有1.5mm的距离。（b）相邻种植体之间至少有3mm的距离，为龈乳头的形成提供足够空间。

于拔牙窝内进行即刻种植的情况下，这种设计十分有用。平行壁种植体提供更大的表面积，从而使更多的骨与种植体接触。应该由临床医生来决定哪一种设计对患者最好。种植体的直径对种植体的长期成功也很关键。建议在种植体周有至少2mm的骨包绕[9]。种植体与邻牙之间至少有1.5mm的距离，相邻种植体之间至少有3mm的距离，这样可以为龈乳头的形成提供足够的空间[10]（图3.9）。术前计划和精准植入种植体将允许修复医生及技工室制作出一个具有理想外形高点的最终修复体，这可帮助防止食物嵌塞，并保证患者清洁到位。

最后，问题是谁来决定种植位点。是外科医生、修复医生，还是共同决定？在许多情况下，外科手术和修复是由同一位医生来做的，但如果不是，那么就应该由外科医生和修复医生共同确定种植体的最终位置、尺寸、形状及类型。最重要的是，需要把种植体植入到一个理想位置，这样才能使修复医生有机会制造一个理想的最终修复体。然而，有时因为解剖学上的限制，可能会妨碍种植体植入到理想的修复位置。这种关键时刻，就需要牙科团队在种植位点的设计上达成一致。通常，需要外科医生与修复医生之间进行交流，以得出外科手术导板的设计方案（见第4章），这将有助于外科医生按照预设的位置来进行手术。

如果在治疗计划的制订上花足够多的时间，种植成功的概率就会很高。临床医生要胜任治疗计划涉及的所有方面，并且在治疗流程中不省略任何步骤。即使种植体的植入和修复都是以理想方式进行的，种植体和/或修复体的问题仍然可能发生。本书将在接下来的章节中重点关注这些问题及解决问题的方法。

3.2　总结

务必在治疗计划的制订中投入足够多的时间。许多种植体的问题都可以通过合适的手术计划来避免。诊断数据应通过影像学、研究模型和口内照片来获得。修复医生和外科医生应该共同努力，以确保选择最合适的种植体尺寸和种植位点。

第4章　种植体周问题的预防：手术
Prevention of Peri–Implant Problems: Surgery

Thomas G. Wilson Jr., Stephen Harrel, Danieli C. Rodrigues

> **要点**
>
> - 种植体应被至少1mm的牙槽骨（唇侧为2mm）和2mm的角化龈包绕。
> - 在绝大多数情况下，牙槽窝内或水平方向的引导骨再生可以获得足够的骨量。
> - 直径较大的种植体比直径较小的种植体预后更好。
> - 将种植位点与最终预想的修复体联系起来，可以增加成功率。
> - 使用种植外科手术导板能获得最佳手术结果。

4.1　手术位点

　　正如第3章所述，预防种植失败的一个关键因素是骨量充足。手术位点骨量必须允许种植体放置在适当位置。骨量不足可能是从美观性差到失败等问题的主要原因。

T. G. Wilson Jr.
Private Practice of Periodontics, Dallas, TX, USA
e-mail: tom@northdallasdh.com

S. Harrel
Texas A&M College of Dentistry, Dallas, TX, USA

D. Rodrigues (✉)
Department of Bioengineering, The University of Texas at Dallas, Richardson, TX, USA
e-mail: danieli@utdallas.edu

© Springer Nature Switzerland AG 2019
T. G. Wilson Jr., S. Harrel (eds.), *Dental Implant Failure*,
https://doi.org/10.1007/978-3-030-18895-5_4

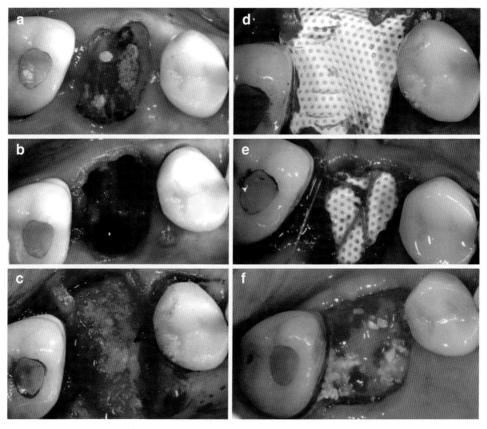

图4.1　（a）上颌磨牙冠折。（b）牙齿被分根后拔除。牙槽窝清创并用含碘消毒剂清洗。（c）在牙槽窝中放置同种异体钙化和非钙化的冻干骨与釉质基质衍生物的混合物。（d）牙槽窝上覆盖致密的聚四氟乙烯膜。（e）1/3的膜暴露在外，1个月后取出。（f）取出聚四氟乙烯膜后立即可见带有骨移植颗粒的未成熟组织。软组织将在2～3周内成熟，在4～6个月后将种植体植入。

　　种植体周最小骨厚度为1mm（唇侧2mm更佳）。在拔牙时没有骨移植的部位，通常存在骨量不足[1]。当没有足够的骨量可用时，这个问题通常可以通过骨移植来解决，在拔牙的同时行骨移植也被称为"牙槽窝增量"或"位点保存术"[2]。笔者首选的拔牙位点骨移植材料是人冻干骨（图4.1）。如果由于当地法规而无法获得，可以替换自体骨或适当比例的牛骨。当骨移植材料与釉质基质衍生物混合，放置在牙槽窝中并被聚四氟乙烯膜覆盖时[3]，可以获得可预测的结果。笔者在非美学区经常使用这种方法。在美学敏感区域，结缔组织移植物可被当作屏障膜来使用。在愈合部位，骨增量术可以在植入种植体前、植入种植体时，或者极

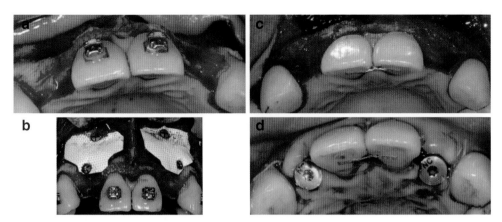

图4.2 （a）与先天性上颌侧切牙缺失相关的唇侧骨量不足。（b）使用致密的聚四氟乙烯膜覆盖人非钙化和钙化冻干骨与釉质基质衍生物的混合物。（c）手术后6个月的视图显示骨再生。（d）植入种植体。

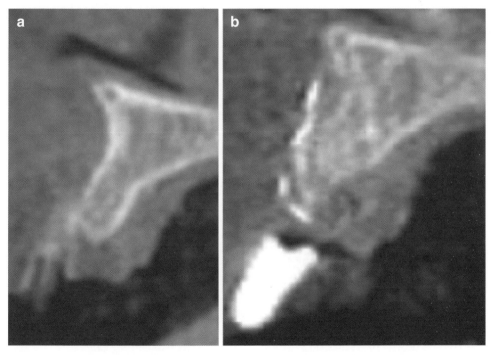

图4.3 （a）牙槽嵴增量前的CBCT断层片。（b）牙槽嵴增量6个月后的CBCT断层片。

少数情况下在植入种植体后进行。这些程序的时机由骨缺损的量及位置来确定。一个常见的问题是唇侧骨量不足。使用自体骨或人冻干骨与釉质基质衍生物混合并覆盖膜进行水平骨增量，可以获得可预期的效果（图4.2和图4.3）。

长效胶原膜用于覆盖小（2～3个螺纹暴露）唇侧暴露。这些小的骨缺损通常在植入种植体时产生。采用适当的技术，这些程序在非美学区是可以预测的。垂直高度超过2mm的牙槽嵴扩增更具挑战性，在大多数情况下效果是不可预测的[4]。

4.2 美学区

在美学区植入种植体后实现可预测的结果很困难，需要先进的技术和专业的培训。如果医生对治疗这些部位不熟悉，则需要转诊。对于有经验的医生来说，前牙区拔牙位点可获得种植体良好的初期稳定性以及唇侧骨板完整的情况，最好选择即刻种植[5]。在这些区域植入种植体并行软硬组织移植。与种植体接触的材料应为自体骨或冻干骨，并在种植体颊侧行结缔组织移植。增加软组织移植可增加具有可接受轮廓的美学效果的概率[6]。拔除多根牙后的即刻种植是不可预测的，建议行位点保存后延迟种植。

4.3 种植体的选择

种植体的选择至关重要。如果外科医生使用了第3章所述的治疗计划程序来选择合适的种植体，手术将被简化。在治疗设计过程中，三维结构重建可以确定可用骨量，以及邻近的重要解剖结构，包括邻牙、神经、鼻底和上颌窦。在许多情况下，这需要锥形束计算机断层扫描（CBCT）。可视化种植体与最终修复体的关系也至关重要，因为不正确的种植体/修复体界面可能会对长期预后产生负面影响（见第9章）。在需要多个牙冠或潜在美学难度区域等较复杂病例中，上𬌗架和诊断蜡型有助于预览最终修复体的位置及形状。这个过程被称为"修复为导向（crown-down）"设计[7]。

4.4 咬合力

咬合力可能会对种植体的预后产生负面影响（见第9章）。对于有夜磨牙等副功能习惯的患者来说尤其如此[8]。因此，植入足够强度和较大直径的种植体是合理的，可以最好地承载过度的咬合力。最近有文献强调在后牙区植入小直径种植体，这并不妥当，因为即使是新一代材料在这些区域也表现出更高的失败率[9]。其中许多失败很可能与某种形式的咬合过载有关。

长期临床观察使笔者得出结论，以下因素延长了出现问题的种植体寿命，并增加了修复便利性：

- 选择由大制造商生产的种植体。这很重要，因为长期问题通常涉及更换配件而不是种植体本身。大制造商有大量资金持续储备种植体植入几年后可能需要的配件。
- 笔者目前使用IV级冷加工钛/氧化锆种植体。经过各种表面处理的钛合金种植体有着悠久的成功历史。其他用于种植体的材料（如锆）已经取得了初步成功，但目前其长期可行性尚不清楚[10]。
- 建议在磨牙部位植入直径 > 4mm、长度为8 ~ 12mm的种植体。
- 直径较小或较短的种植体，尤其是后牙区的种植体，如果行夹板式修复可提高成功率[9]。
- 目前建议使用中度粗糙的种植体表面（见第6章）。这些粗糙表面应该被牙槽骨覆盖，因为粗糙表面暴露在口腔中通常会增加微生物污染，这可能导致种植失败。

4.5 外科技术

使用技工室设计的手术导板进行引导手术可以提高种植体植入的精准度[11]。

在精准度至关重要的区域，建议进行数字化设计和构建手术导板。将术前CBCT和预想的最终修复体的数字图像加载到种植体设计程序中。数字化种植体在程序中被模拟植入，并与预想的修复体相关（图4.4）。完成设计后制作计算机引导的手术导板。手术导板与直径递增的限制性装置一起使用，以便精准植入种植体（图4.5）。

将初始钻孔推进备洞部位一小段距离后，放置一个不透射线的深度标记，然后拍摄一张平行角度根尖周X线片（图4.6）。进行任何必要的调整后，备洞完成。逐级钻孔并大量冲洗，以避免骨灼伤。骨灼伤是早期植入失败的常见原因。应注意将种植体的粗糙表面放置在骨嵴处或稍根方。

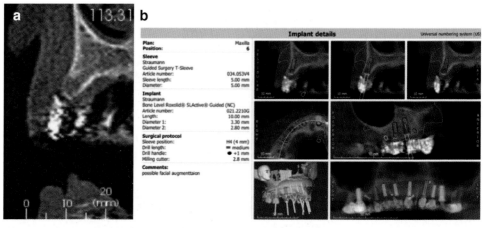

图4.4　（a）拟种植位点的CBCT断层面。放射导板指示预想的最终牙冠与种植位点的关系。（b）放置数字化种植体，并与预想的牙冠最终位置及牙槽骨相关。在其他拟植入的种植位点上重复这个过程。

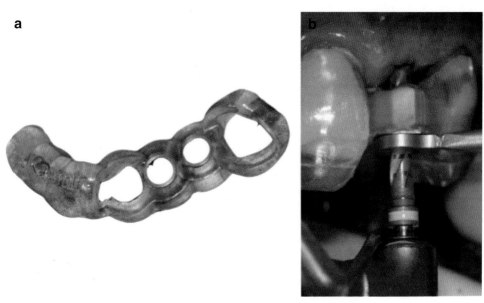

图4.5　（a）数字化生成的引导手术导板。（b）通过手术导板用压板进行钻孔。

　　使用精心设计和制作的手术导板，以及术中评估种植体软硬组织支持，通常可以避免与骨量不足或种植体放置不当的相关问题。简而言之，避免种植体术后问题的最佳方法是通过术前治疗设计和术中对种植体植入的关键评估。

　　患者在术前、术中、术后服用广谱抗生素[12]。

图4.6 X线片定点，最终备洞深度是10mm。这些是在备洞至8mm后放置的，用于检查深度和平行度情况。

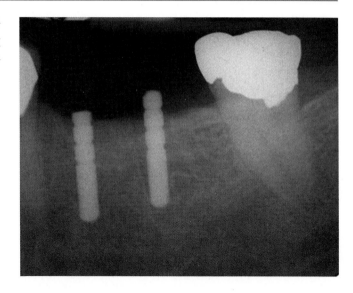

术前，患者用氯己定漱口30秒。适当的无菌措施，包括清洁口腔周围组织、无菌工作表面和铺巾，可以减少术后感染的机会。患者术后采用氯己定漱口3～6周，每日使用2次。术后指导包括避免触及手术位点（如不触摸或咀嚼）。

在某些情况下，较新的表面处理可以允许快速的种植体夹板式负荷，但12周的负荷间隔适用于单颗种植体和未过中线的多颗种植体。患者在修复阶段进行随访，之后以平行投照X线片作为基线，并将患者纳入维护计划（见第10章）。

总之，适当的设计和外科技术可以带来更有利的长期成功。

4.6 总结

许多因素可能导致种植失败。注意细节对于成功的种植结果和预防种植失败是必要的。

第5章　种植体周问题的预防：修复
Prevention of Peri–implant Problems: Prosthodontics

Frank Higginbottom, Francisco Curiel-Aguilera

　　种植体周并发症可能发生在治疗的不同阶段。从诊断到最终修复，必须遵循相关的生物学、机械和功能原则，以尽量降低并发症的风险。

　　在治疗规划阶段，必须仔细评估种植位点的三维情况，并考虑最终修复；这被称为"修复为导向（crown–down）"设计。这一过程从研究模型和蜡型（模拟或数字）开始，作为最终修复的蓝图。下一步是从预想的修复体位置反向操作，以确定种植位点。目标是使种植体和牙冠都处于生物学、功能和美学上合适的位置。

　　在治疗的初始阶段，必须评估牙槽嵴，并确定任何骨或软组织缺损。修复为导向的术前评估应该贯穿种植体植入前、修复阶段及手术阶段，其中可能包括软硬组织移植[1-3]。当该部位准备好植入种植体时，应重新评估修复目标。此时，可以制作手术导板，以协助外科医生将种植体置于以修复为导向的位置[4-6]（见第4章）。

　　本章将讨论外科医生和修复医生在规划成功种植时应考虑的修复因素。

F. Higginbottom (✉)
Private Practice of General Dentistry, Dallas, TX, USA
e-mail: bottom@dallasesthetics.com

F. Curiel-Aguilera
Private Practice limited to dental implants, Seattle, WA, USA

© Springer Nature Switzerland AG 2019
T. G. Wilson Jr., S. Harrel (eds.), *Dental Implant Failure*,
https://doi.org/10.1007/978-3-030-18895-5_5

5.1 种植体植入以保证合适的牙冠轮廓

种植体植入的角度最好允许螺丝通道通过前牙修复体的舌隆突或后牙的中央窝；最好使用外科手术导板进行种植体植入。精细规划的种植体植入使临床医生能够进行理想轮廓的修复，包含适当的穿龈轮廓、合适的外展隙和邻面接触区域。

穿龈轮廓是牙齿或修复体的轮廓，与软组织的穿龈有关[7]。它应该是凹形的，以允许修复体周围软组织的长期稳定性和足够的厚度，帮助预防软组织的退缩和美学/功能并发症（图5.1）。穿龈轮廓可以通过临时修复体来塑造；它应该以适当的印模技术转移到最终修复中[8-10]。

通过将邻面接触区域放置于距离牙槽嵴顶5~6mm的理想位置，将合适的外展隙空间纳入牙冠轮廓。规划好这一距离将增加龈乳头完全填充的概率，以防止"黑三角"并最大限度地减少食物嵌塞（图5.2）。应避免"紧"（龈乳头底部水平向＜3mm）的外展隙空间，以防止龈乳头过度受压，可能导致软组织"压迫"、软组织退缩和缺乏卫生维护空间[12-13]。满意的邻面接触将有助于防止食物嵌塞，并提高修复体的清洁性，从而降低种植体周炎症的发生率。

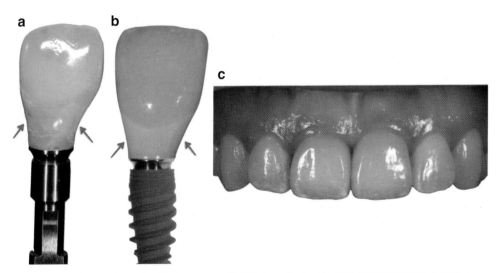

图5.1 穿龈轮廓。（a）临时修复。（b）最终修复，从临时修复体复制凹形轮廓（箭头）。（c）1个月后，将左上颌中切牙的螺丝固位修复体戴入口内。

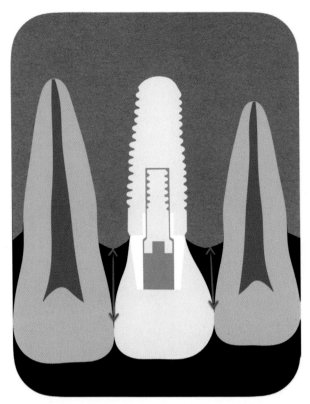

图5.2 种植修复体的邻接触区与牙槽嵴顶之间的距离应为5～6mm，以利于龈乳头充分地填充（箭头）。

5.2 种植体–基台连接

在种植体最冠方的位置，骨整合的种植体与修复体连接。稳定的种植体–基台连接对于治疗的长期成功至关重要。稳定的连接将有助于防止螺丝松动、细菌渗透以及种植体与修复部件的损坏。种植体与修复部件之间的内连接优于外连接，因为内连接具有优越的长期稳定性，并减少了螺丝松动[14-15]（图5.3）。

为了确保基台及牙冠与种植体的稳定连接，修复部件和种植体必须由同一家制造商生产。使用第三方或"仿制"部件将增加螺丝松动或折断的风险，并增加了种植体与基台表面之间的缝隙[16]。

多项研究表明，与平台对接这种连接方式相比，使用基台直径小于种植体直径的平台转换连接可以改善种植体周骨水平的长期稳定性。据推测，这与基台和

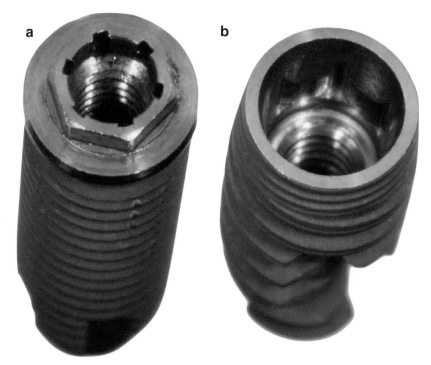

图5.3　（a）外六角连接。（b）种植体内连接。

种植体之间的微间隙有关，该微间隙更加远离软组织与骨附着之间的界面[17-19]。

最后的修复体螺丝通常使用金或钛合金制造。技工室螺丝通常由不锈钢或类似合金制成。在进行临时或最终修复时，必须避免使用技工室螺丝，以防止因离子交换和金属不相容而导致的螺丝折断或螺纹剥落或种植体腐蚀。种植修复体螺丝必须按照制造商的建议使用扭矩测量装置拧紧，以防止螺丝松动和/或折断。在螺丝上使用制造商规定的扭矩对于修复的长期成功至关重要。

5.3　个性化基台

用于支持牙冠的基台应与临床情况相匹配。个性化基台可以纠正角度问题，并提高基台-牙冠界面，这在成品基台上是不可能的。定制基台通常用于粘接修复。

个性化基台可以制作蜡型和铸造，也可以用不同的合金或陶瓷研磨。在设计个性化基台时，穿龈轮廓应具有适当的凹面设计（最好从临时修复体中复制）。

修复体边缘应放置在龈缘水平以便去除粘接剂。在美学区，边缘可以放置在龈下0.5mm，以防止边缘暴露，但应特别注意去除过量的粘接剂。过量粘接剂的存在被证明与种植体周骨吸收密切相关[20-22]。

5.4　螺丝固位或粘接固位？

螺丝固位修复优于粘接固位。螺丝固位修复体的优点是，如果将来需要维修，或者螺丝松动需要更换，能方便取出。在大多数情况下，粘接固位的牙冠无法取出，如果需要维修或更换基台螺丝，则必须将其破坏。此外，粘接固位修复会导致粘接剂过量和由此产生的种植体周骨吸收（图5.4）。

需要正确的种植位点，以获得正确的螺丝通道开口位置。这个位置应该在后牙𬌗面的中央和前牙的舌隆突上（图5.5）。种植体到修复体的方向不当会使螺丝固位修复体的使用变得困难，甚至无法修复。

螺丝固位种植牙冠可以利用金属基UCLA基台的烤瓷熔附金属（PFM）技术制作。PFM的另一种替代方案是使用"螺丝粘接混合固位（screwmentable）"牙

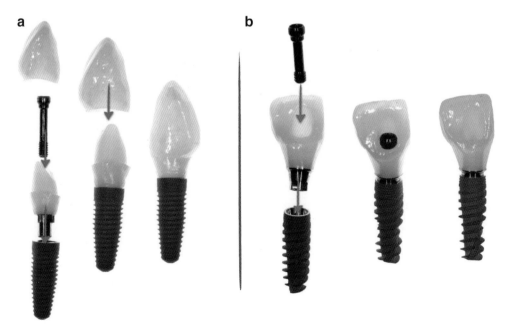

图5.4　（a）粘接固位种植修复：全瓷基台、最终螺丝和全瓷冠。（b）螺丝固位种植修复：一段式牙冠和基台，最终螺丝。

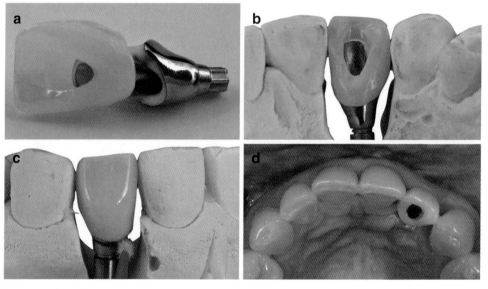

图5.5　螺丝通道（箭头）。（a）在左上颌中切牙种植牙冠的舌隆突上。（b）在双侧上颌第二前磨牙种植牙冠的中央窝上。

图5.6　"螺丝粘接混合固位"的种植牙冠。（a）个性化钛基台和整体氧化锆冠。（b）在工作模型上将种植牙冠粘接在基台上。（c）使用刷子去除过量的粘接剂。（d）种植修复体戴入口内。

冠。这种类型的修复体由一个基台（成品或个性化）和一个表面有螺丝通道的粘接牙冠组成；两个部件在模型上进行粘接，因此可彻底清除粘接剂（图5.6）。

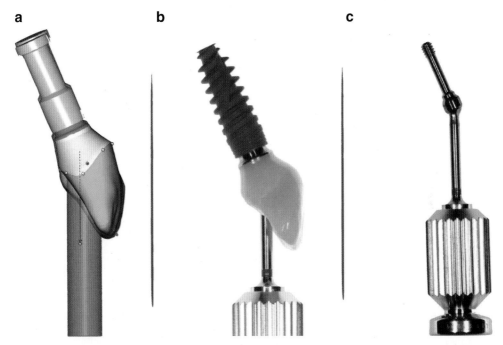

图5.7　角度螺丝通道基台。（a）使用Procera®软件进行虚拟设计，可校正高达25°的螺丝通道。（b）在最终牙冠上校正螺丝通道。（c）Omnigrip®角度校正螺丝刀和螺丝。

一些种植体制造商开发了角度螺丝系统，以允许螺丝固位修复，即使种植位点通常不允许使用传统螺丝获得合适的螺丝通道开口（通道开口在切缘或唇颊面）。这些系统通常允许高达25°的校正。使用这些角度螺丝系统需要专用螺丝和器械（图5.7）。

在某些情况下，螺丝固位是不可能的，需要粘接固位修复。过量的粘接剂可能导致种植失败，必须避免。过量的粘接剂是种植体周炎的主要原因[20,22-23]。对于天然牙来说，过量的粘接剂并不是一个大问题，因为嵴上纤维附着在牙骨质上，并保护龈沟免受可能被推向根尖的过量粘接剂的影响。种植体没有保护性牙龈纤维。在没有这种保护的情况下，似乎更容易将过量的粘接剂根向压入修复边缘，并压入种植体表面与骨之间的附着区域[24]。此外，极细小的粘接剂颗粒似乎可以进入种植体周的完整结缔组织，并引起异物型炎症反应[21,25]。

应控制粘接剂用量，以尽量减少过量粘接剂。有几种技术可以避免过量粘接剂流向龈下。一种技术是在粘接前制作牙冠内表面的代型[26]。代型可以通过在牙冠内注入咬合记录材料来制作。将粘接剂放置在牙冠中，然后在口外将牙冠就

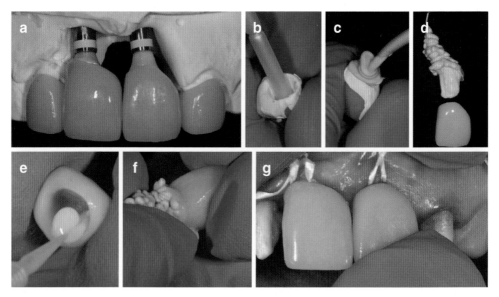

图5.8　种植修复体的粘接步骤。（a）工作模型上的最终氧化锆基台和二硅酸锂牙冠。（b）覆盖在牙冠内表面上的特氟隆胶带，用作垫片并保护瓷表面。（c）咬入记录材料，制作粘接代型。（d）材料凝固后的粘接代型。（e）应用于牙冠的最终粘接剂。（f）用未固化的粘接剂将牙冠就位在咬合记录代型上。（g）以最小的粘接剂溢出量最终就位种植体牙冠。

位在代型上。当牙冠在代型上并在口内就位后，立即从牙冠表面清除过量的粘接剂。这将限制过量的粘接剂流入种植体周龈沟（图5.8）。

　　另一种技术是在粘接前，在基台周围填充排龈线或超级牙线的"厚"段，以便排龈线可以防止粘接剂的根向流动。使用该技术时应特别小心，因为如果线段嵌入粘接剂中，且部分牙线或排龈线折断，则线段可能留在沟内[27]。

5.5　无牙颌

　　无牙颌是种植体支持的可摘或固定修复体的适应证。

　　种植体辅助全口可摘义齿，也被称为"覆盖义齿"，对于那些不需要全口固定义齿但需要额外固位力的全口可摘义齿患者是有益的，固位力不是由牙槽嵴提供的。种植覆盖义齿依赖于由至少两颗种植体支持的金属杆/卡（铸造或研磨）的不同设计；在过去几年中，杆卡的另一种常见的替代选择是覆盖义齿基台（如球基台、Locator®基台）[28]。

　　固定义齿可以是多颗种植体支持的固定局部义齿（FPD）或一段式固定–可

拆卸全牙弓修复体（混合桥）。治疗规划后选择全牙弓种植修复的类型。治疗计划的一部分应包括仔细评估：（1）可用的修复空间；（2）对颌牙列；（3）可用于种植体植入的骨；（4）修复前可能需要的软组织或硬组织移植；（5）经济因素[29]。

多颗种植体支持的局部义齿（桥）治疗通常需要每个牙弓3段或4段种植固定局部义齿。足够的骨高度/宽度对于种植桥的修复至关重要，因为它仅需要修复至临床牙冠所需的颌间距离。这意味着，在已有骨吸收的情况下，延长牙冠可能会影响美观效果。该修复方案的选择遵循常规种植FPD的原则和程序。通常，放置6~8颗种植体以支持全牙弓修复。

5.6　混合桥

当牙槽嵴垂直吸收超过临床牙冠的正常高度，且颌间距离＞15mm时，可以使用混合修复体。当需要修复重建牙龈轮廓时，通常使用混合修复体（图5.9）。

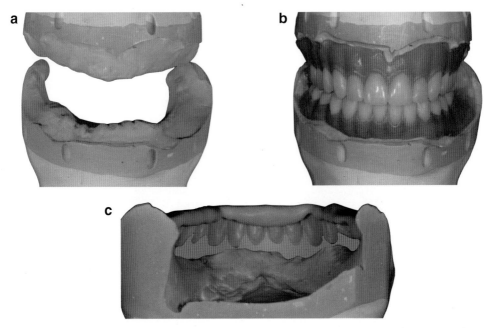

图5.9　固定-可拆卸全牙弓修复体（混合桥）的诊断步骤。（a）无牙颌牙槽嵴。（b）诊断排牙。（c）根据诊断设置用修复材料（粉红色）替换缺失牙槽嵴高度。

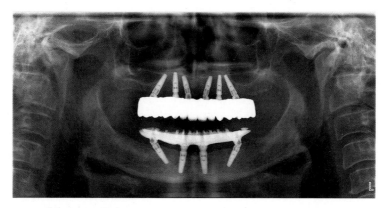

图5.10 All-on-4® 倾斜种植体植入。

5.6.1 种植体植入

通常，每个牙弓中植入4~6颗种植体以支持混合义齿。大多数后牙区种植体可以倾斜30° 植入，以避开解剖结构（上颌窦或颏神经），并尽量减少远端悬臂，因为适当的前后种植体分布对限制咬合力损伤至关重要（图5.10）[30-35]。

5.6.2 修复体空间要求

足够的颌间距离对于制作混合修复体至关重要。这将允许修复体具有足够厚的金属支架、丙烯酸树脂和人工牙，并在患者微笑时将修复体移行线置于唇线上方。较小的冠根高度可能导致修复体的机械并发症。每个牙弓应至少有15mm的间隙。如果没有合适的空间，则必须通过牙槽嵴成形术或通过增加咬合垂直距离（VDO）"打开咬合"[36-39]来创建。

5.6.3 修复体设计

混合义齿可以使用不同的材料制作。传统上，金属支架（贵金属合金或切削钛）连接到种植体或穿黏膜基台上。最近，氧化锆已被用于制造这些部件[40]。

支架与种植体/基台的被动就位对于防止种植体上的应力至关重要。精确的印模对于防止非被动就位至关重要。使用CAD/CAM系统进行支架制作有助于在

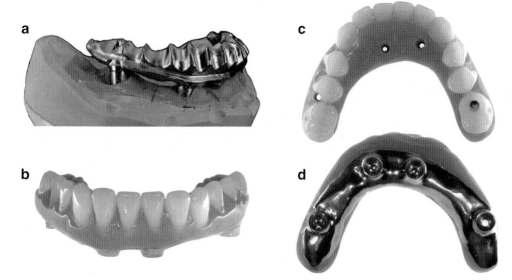

图5.11 （a）钛支架和卫生桥，利于口腔卫生维护（箭头）。完成的混合修复体：（b）颊侧观；（c）殆面观；（d）组织面观。

技工室阶段防止材料变形[41-44]。金属支架覆盖有粉红色丙烯酸树脂，以修复缺失的牙槽嵴高度，重建牙龈，并固定义齿（图5.11）。

带有丙烯酸金属支架的优点是易于维修和修改。缺点是树脂牙的潜在脱粘/折断/磨损、每3～5年需要更换一次修复牙、丙烯酸树脂色素沉着变化以及与陶瓷相比更高的菌斑附着[45]。

最近一种制作混合义齿的方法是使用整体氧化锆。整体氧化锆块被研磨以修复牙龈与牙齿以及种植体之间软组织附近的表面。可以添加一层薄的饰瓷层，以增强复制牙龈轮廓区域的美观（图5.12）。

这种材料的优点是高美学性能、低菌斑附着、最小咬合磨损以及无须更换修复体。缺点是分层饰瓷可能会碎裂，修复体主体的任何折断都很难维修[46-51]。

混合修复体的制作原理对于所使用的任何类型的材料都是类似的。修复体与牙槽嵴（组织面）接触的部分应为凸形。建议上颌修复体采用被动或稍微主动（不施加过大压力）的组织接触，以防止空气逸出和食物嵌塞。对于下颌修复体，组织面也可以采用被动组织接触，或者如果患者耐受则采用卫生桥设计更佳，以改善清洁性（图5.13）[37-38]。

应尽可能避免盖嵴式桥体设计，因为它影响个人口腔卫生。如果因为一些原

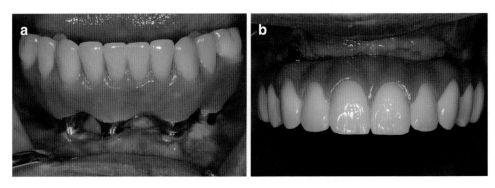

图5.12　整体氧化锆修复体。（a）殆面观。（b）正面观。（c）颊侧观，卫生改良盖嵴式设计（箭头）。

图5.13　修复体–牙槽嵴界面。（a）悬空。（b）主动组织接触。

因，牙槽嵴的颊面需要做组织覆盖或接触（为了防止过量的空气逸出，高位笑线患者显露修复体–牙槽嵴过渡区域），必须采用卫生改良盖嵴式设计且要避免凹面设计（图5.14）。

"牙线通道"应该纳入种植体周修复体的设计，允许牙线、超级牙线及缝隙刷通过，从而获得适宜的口腔卫生（图5.15）。

5.6.4　维护

患者的充分维护对于混合修复体治疗的长期成功至关重要。接受这类修复治

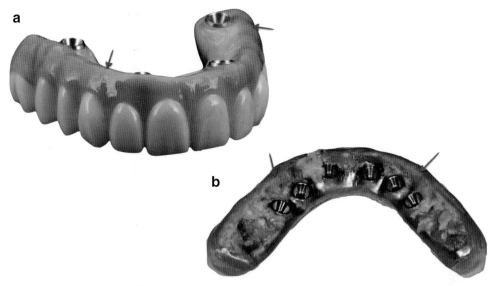

图5.14 （a）卫生改良盖嵴式设计，颊侧组织扩展设计以隐藏修复体–牙槽嵴移行线（箭头）。（b）口腔卫生不良和颊侧翼缘（箭头）导致菌斑过度堆积。

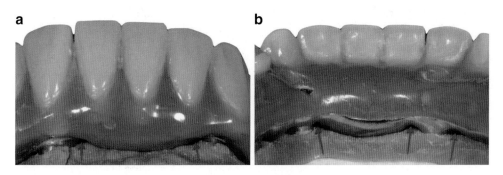

图5.15 牙线通道（箭头）。（a）颊侧观。（b）舌侧观。

疗的患者必须明白，他们不会获得一副新的天然牙，但修复体替换缺失牙需要一套不同的口腔卫生与维护程序。

（1）家庭护理

应对最终修复体进行口腔清洁，每日至少2次。在交付修复体时，医生必须提供卫生指导。应根据患者的具体需求，为其制订详细的个性化口腔卫生计划，并应包括牙线、牙间隙刷、水牙线和手动或电动牙刷等卫生辅助工具的使用。

正确的个人口腔卫生程序必须能彻底去除修复体表面的生物膜。手动或电动

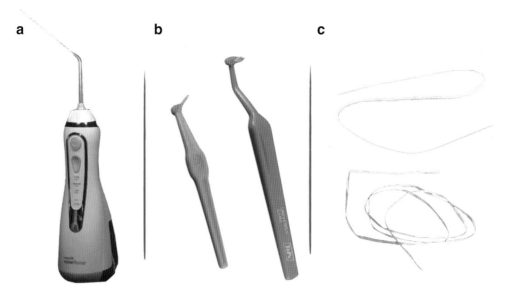

图5.16   家庭护理设备。（a）水牙线。（b）90°牙间隙刷。（c）超级牙线。

牙刷可用于清洁修复体的颊面、殆面与舌面。牙线、牙间隙刷和水牙线/冲牙器可用于去除种植体之间组织面的碎屑及生物膜。在每颗种植体周围以及从一颗种植体到另一颗种植体的近远侧使用厚牙线进行轻擦运动，从设计合理的不含凹面的混合修复体上充分去除生物膜（图5.16）。

（2）诊室维护随访

严格的随访对于混合修复体的正确维护至关重要。患者应至少每6个月就诊一次。建议第1年的随访间隔时间较短（每3~4个月）；对于无法获得适当家庭维护的患者，应在较短时间内回诊所维护。

每次就诊时，临床医生应仔细检查种植体和修复体。应使用塑料种植体探针探诊种植体，以寻找种植体周黏膜炎或种植体周炎的任何迹象（骨吸收、探诊出血、化脓）。如果观察到任何这些迹象，应提供进一步治疗，以防止种植体周疾病的进展。

修复体应定期进行专业清洗。修复体应该从口内取出，并用超声波设备进行清洁。如有必要，也可重新进行表面处理，如有指征可进行轮廓改善和表面抛光。对修复体的拆卸和专业清洁没有固定的时间间隔要求。时间间隔取决于临床医生的判断以及清洁或维修的需要。建议口腔卫生良好的患者每年至少拆卸一次。当患者无法或不愿意执行适当的日常卫生程序时，需要更频繁的专业清洁。拆除修复体及更换修复体时应使用一套新的修复体螺丝，以提供足够的扭矩值并防止螺丝松动/折断[52–57]。

第6章 种植体周疾病的病因学
Etiology of Peri–Implant Diseases

Danieli C. Rodrigues

要点

- 种植失败是多因素的作用。
- 早期失败可归因于：感染、创伤、不合理的设计和不熟练的手术技术。
- 晚期失败可归因于：感染、创伤、机体自身排斥反应。
- 种植体的材料：纯钛及钛合金、氧化锆、钛锆合金。

6.1 种植：成功与失败

近年来，口腔种植的需求量逐年递增。这种技术的普及与其高成功率（95%）、可预期性、持续改进的种植体表面处理和多样的几何结构息息相关。种植体表面与骨组织的结合，即骨整合，是保证种植体长期稳定和功能的前提[1-2]。尽管大多数种植系统性能良好，但近年来种植并发症和种植失败的数量显著增加[3-4]。这些种植并发症可产生疼痛、不适，最终导致种植失败。此外，治疗这些并发症会给患者带来巨大的健康风险和经济负担。据报道，口腔种植的失败率为1.9%～11%[5]。更令人担忧的是在美国，已经有300万人接受种植手术，

D. C. Rodrigues (✉)
Department of Bioengineering, The University of Texas at Dallas, Richardson, TX, USA
e-mail: danieli@utdallas.edu

© Springer Nature Switzerland AG 2019
T. G. Wilson Jr., S. Harrel (eds.), *Dental Implant Failure*,
https://doi.org/10.1007/978-3-030-18895-5_6

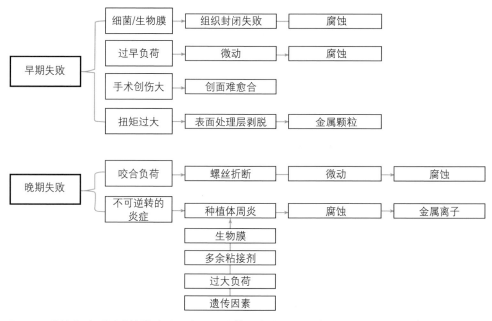

图6.1　种植失败原因总结模式图。大量的个体因素或协同因素可导致种植失败。

而失败的种植体数量还在以每年50万的速度增长[6]。手术技巧、患者健康状况、种植体的设计、窝洞预备和机械负荷等因素是影响种植体成功或失败的经典因素。因此，种植失败可由单因素引起或者多因素作用协同发生[6-9]，这些因素在文献中被归类为早期或晚期失败（图6.1）[3,10-11]。

6.2　早期失败

　　早期种植并发症发生在上部结构安装之前，种植体的初始愈合过程受到干扰，最终导致无法实现骨整合。多个研究报告显示，超过50%早期种植失败的原因是细菌污染（早期生物膜黏附）、过早负荷、缺乏初期稳定性、愈合过程中受损和过度手术创伤等[3,11-12]。Manor等的一项回顾性研究报道称，194例种植失败患者中，50%的患者属于早期失败，主要病因是缺乏骨整合（73%）[3]。此外，菌斑评分较高的患者以及表面感染的种植体均与较高的早期种植失败率相关[14]。

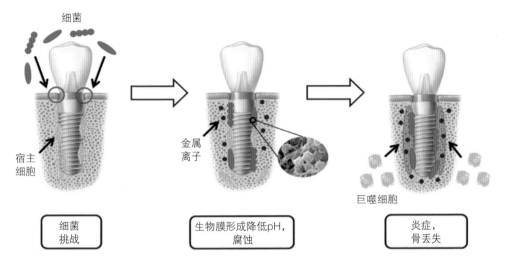

图6.2　植入后，机械和生物学因素的相互作用将决定骨整合。细菌和宿主细胞在种植体表面竞争定植。如果一个早期的生物膜附着在种植体表面，那么在生物膜与种植体表面之间建立一个不同氧气浓度差的微环境，从而产生较低的pH。pH为酸性的区域可导致金属腐蚀和金属离子生成，引发不良免疫反应和慢性炎症，最终可能引发骨吸收。因此，促进软组织封闭是确保愈合的一个重要因素。

细菌是导致早期并发症的关键因素，所有种植体材料在植入初期均可发现细菌污染，与种植体表面处理方式和粗糙度无关[2,15]。最近一项研究表明，种植体表面性能依赖于人类牙龈成纤维细胞与生物膜之间的"表面竞争"（图6.2）[2]。此类早期事件可由早期定植菌（如链球菌和放线菌）表面黏附引发，一旦形成生物膜，可能会阻止种植体颈部软组织的封闭[16-17]。并且早期定植菌的附着会引发生物膜的形成，为致病性晚期定植菌（如牙龈卟啉单胞菌、放线菌聚集菌、核状梭菌等）的生长提供良好的厌氧条件。这些侵袭性病原体可诱发炎症并导致骨吸收[18-19]。早期的观察结果促使许多调查研究关注种植体表面的处理，以减轻最初的细菌黏附或促进表面的抗菌活性[20-22]。其他因素，如愈合过程中过早的负荷，可导致初期稳定性的缺乏，产生微动干扰种植体的骨整合。此外，过度的手术创伤可能导致长期的慢性炎症反应，阻碍组织修复过程和种植体骨整合。

6.3 晚期失败

晚期并发症包括骨整合界面破坏，这通常发生在种植功能负荷后[23]。因此，咬合过载、螺丝折断和种植体周炎被认为是导致晚期失败的主要因素[24-26]。Fretwurst等最近的一篇综述中表明，导致种植体周骨丢失的潜在机制包括微动、微生物膜、粘接剂过量、种植位点错误、植入过程中表面涂层的剥离和生物腐蚀[27]。因此，晚期并发症可进一步分为两大类：机械诱导并发症和生物（炎症）诱导并发症，两者的协同作用或者一个触发另一个作用可以被认为能引起种植失败。机械诱导并发症，一般认为骨吸收先于种植体断裂。常见的观察结果是，种植体加载后产生的高应力和应变使骨界面产生疲劳、骨微损伤，从而导致种植体微动甚至松动[28]。此外，骨-种植体界面微骨折可导致种植修复部件或种植体断裂。因此，导致种植体机械失败的因素包括种植体的设计、修复上部结构的设计、材料的缺陷、上部结构的不匹配、咬合与种植体承载力、磨牙症、种植体的尺寸、金属疲劳和咬合过载。在这些可能影响种植体表面的因素中，金属颗粒是种植体在植入过程中发生磨损产生的。这些金属颗粒最近被当作一种潜在的失败机制进行讨论。植入过程中产生的摩擦力有可能破坏保护性金属氧化层，从而增加金属离子的产生，这些金属离子沉积在种植体周组织可以触发早期或晚期免疫反应。先前的体外和体内研究已经报道了种植体植入过程中产生金属离子的情况，但不同的研究中使用了不同的种植体表面、不同的骨质和骨量（体内试验、动物实验）以及不同的种植体粗糙度，这些观察结果是矛盾的[29-32]。体内研究表明，等离子喷涂和粗糙化的表面可以增加植入过程中粒子的产生[33-34]。另一项体外研究使用不同密度的模拟骨材料来证明植入过程对钛种植体表面的影响。等离子X射线衍射技术研究种植体和模拟骨材料，结果表明与使用的骨模拟材料密度无关，植入过程均不会导致过早的金属表层脱落[32]。最后，咬合过载不仅与骨和种植体微骨折有关，而且已观察到会诱导不良炎症反应导致种植体周炎。如前所述，种植体周炎是指种植体周的骨持续性丢失，最终导致种植失败。据报道，这种严重的临床状况会影响15%～56%的种植体[10]。因此，种植体周炎是当前一个关注的问题，许多研究集中在了解这种疾病的潜在机制、预防及开发，增强骨整合以减轻后期骨吸收的替代生物材料和种植体的表面处理上。近期骨整合协会（AO）表明，种植体周黏膜炎是种植体周炎的早期，约50%会对种植体产生影响。其触发因素与细菌生物膜、残留粘接剂、过大咬合力、吸烟、遗传因素、腐蚀以及这些因素之间的相互作用有关[4,10]。Wilson等早先就建立了残留粘接剂与种植体周炎发展之间的正相关关系[35]。在随后的一项研究中，我们观察到种植体周炎软组织活检中存在被炎性细胞包绕的残留粘接剂[12]。粘接剂残留在组织中作为一个刺激物，最终触发软组织炎症。最近的3项体外研究表明，不同的口腔粘接剂、凝结时间以及不同成分的残留与钛表面的接触会影响宿主细胞的反应以及金属在模拟口腔环境条件下的电化学行为[36-38]。结果表明，不仅是残留的粘接剂，其化学成分也可能促进种植体周炎的发展。然而，由细菌生物膜引起的炎症被认为是疾病的主要病因[39]。

有人提出，细菌在种植体表面的黏附可以改变表面的电化学环境，导致氧化层的破坏（图6.2）[12,40-44]。最近的一项体外研究表明钛植入物在变形链球菌中连续传代60日表面形态发生显著变化，并有证据表明在溶液中会产生腐蚀和金属离子[44]。在一项人体活检研究中发现，组织中不仅有粘接剂，还有异物钛颗粒[12]。从种植体周炎患者中取出的钛种植体的回顾性研究也显示晚期粘接剂所造成的损伤，并伴有腐蚀特征，如表面点蚀、蚀刻、变色和断裂[41-42]。因此，可以提出两种机制来解释细菌定植后在表面观察到的损伤：（1）早期定植菌在种植体表面定植并黏附，释放有机酸作为发酵产物，从而降低局部微环境的pH，导致金属离子溶解；（2）种植体表面生物膜黏附[44]。生物膜在种植体界面内形成局部的缝隙区，由于氧气的消耗，会进一步降低环境pH，并诱发金属表面受到攻击。如图6.2所示，这些过程产生金属离子的释放可引发炎症和骨吸收。生物膜黏附导致氧化层结构变化可能会影响免疫细胞的反应，从而影响软硬组织的形成和改建。

6.4　种植体材料的选择和创新

种植体材料的选择取决于被替代结构（冠、基台、种植体）的功能。金属和陶瓷作为承载构件的主要材料拥有40年以上的临床应用历史。在此，笔者将简要概述用于骨内种植体设计的材料。

钛具有良好的力学性能、生物相容性和耐腐蚀性，是种植体设计中应用最多的材料[46-47]。特别是商业纯钛，由于其优越的物理及化学性质而成为种植体设计的"金标准"。与其他金属体系相比，如不锈钢或钴铬钼合金（CoCrMo），纯钛的杨氏模量（弹性模量、刚度）更接近于上颌骨或下颌骨的皮质骨，这保证与宿主组织性能更好的力学匹配。此外，其优良的生物相容性是材料在富氧环境中自发形成和改良被动氧化层（TiO_2）的结果。与金属的活性成分相关，因此钛暴露于氧气有能力进行钝化（形成/改良氧化层）。这种天然氧化层为金属的持续溶解和腐蚀提供了一个动力学屏障。此外，氧化层为金属表面提供自然粗糙度，这对表面生物矿化至关重要，允许钙和磷酸盐离子的掺入结合[48]。然而，根据实验和临床观察，即使是最耐腐蚀的金属，在延长植入期时也会受到显著的腐蚀[49]。以往的回顾性研究表明，无论植入时间是多少，钛合金种植体表面都可能引发严重的腐蚀过程。为了提高材料的表面性能，人们提出了一系列的表面改良技术。应用的表面处理包括阳极氧化以增加氧化层厚度和耐腐蚀性，等离子喷涂羟基磷灰石（HAP）涂层以诱导骨生长，喷砂以增加表面粗糙度，酸蚀刻以改善骨与种植体的接触，激光处理创建微孔结构以促进骨整合，以及一些抗菌涂层[21-22]。

另一种改善钛生物、机械和物理化学性质的策略是加入合金元素，包括铝（Al）、钒（V）、铌（Nb）和锆（Zr）。在研究不同的成分中，钛锆合金（TiZr）的主要成分为与钛相比，15%的锆有更强的机械强度、更大的疲劳耐力极限以及更高的显微硬度。在保持细胞相容性的条件下，在体外和体内研究均显示，钛锆合金是一种更优越的选择[50-54]。特别是钛锆合金表面的间充质干细胞（mesenchymal stem cells, MSCs）已经被评估[52,55]。Sista等研究表明，MC3T3-E1前成骨细胞的初始细胞黏附、增殖和分化，细胞活性，钛锆合金与钛相似或更高，显著高于钛铌合金，证实其在体内的骨整合潜能更高[55]。兔子模型实验证实，钛锆合金种植体在植入12周后显示骨-植入物接触的组织学结果与钛相似。Gomez-Florit等发现，与钛相比，钛锆合金上人类牙龈成纤维细胞（HGF）表达的细胞黏附和细胞外基质重塑的蛋白质水平增加（ITGB3和MMP1）[52]。同样，其他研究表明，钛锆合金与传统钛植入系统相比具有类似的细胞反应[56]。由于该材料是最近才引入的，因此有限的临床数据限制了对其长期性能的评估。

氧化锆（ZrO_2）因其断裂韧性、摩擦性能、美观、耐腐蚀特性和骨整合能力而成为取代钛种植体的候选材料。临床研究报道，薄龈生物型患者出现金属基台蓝色外观，所以最初考虑将该材料作为金属基台[57]的替代材料，因此建议采用氧化锆改善该美学区的外观[58]。目前的研究进一步阐明了该材料的生物相容性，以及与钛植入物相似的物理性能。尽管有一项研究报道称一体式氧化锆种植体植入5年后的存活率为95%，但文献对使用氧化锆的优势仍存在分歧[59-64]。与钛一样，氧化锆也有一层氧化层，事实上整个材料都是由氧化结构组成的。此外，氧化锆已被证明经过表面修饰，可以抗疲劳和抗降解，以及改善体外成骨细胞的附着[61,65]。以往的研究已经探索了氧化锆的表面处理对宿主细胞黏附、生物膜形成和机械性能的影响[60-61]。Chappuis等[66]在体内研究中观察到，与钛相比，氧化钇和氧化铝增强的氧化锆表面修饰植入物中存在多核巨细胞（MNGCs）。研究表明，MNGCs与炎症细胞浸润无关，与陶瓷基质相比，钛诱导的MNGCs黏附更少。在另一项体内研究中，Saulacic等[67]测定了喷砂氧化锆种植体的酸碱腐蚀对骨整合的影响。研究结果表明，酸蚀刻比喷砂表面诱导更多的骨–种植体接触；然而，氧化锆的酸蚀和碱蚀都增加了MNGCs的形成[67]。尽管氧化锆似乎是一种很有研发前景的材料，并被认为可以减少腐蚀导致的失败、生物膜黏附和改善外观，但由于缺乏长期性的临床研究，很难判断氧化锆是否是种植体的一种有竞争力的替代品。

6.5 总结

目前，种植失败的原因还不完全清楚。手术技术欠缺、修复技术不当、种植体表面腐蚀等多种因素均可能是导致失败的原因。

第7章　种植患者的检查
Examination for Patients with Dental Implants

John B. Wilson

要点

　　随访收集的检查数据可以让临床医生更精确地判断种植体周疾病的状态。

- 戴入最终修复体，平行投照拍摄X线片作为基准，对于监测骨水平是必要的。
- 在种植体周进行常规探诊，以确定软组织的状态。
- 评估患者对其个人口腔卫生的控制能力及其主观能动性。
- 确定是否有牙周炎或牙周炎病史。
- 在每次检查时评估修复体组件。

7.1　引言

　　种植失败的原因与天然牙脱落的原因相同。因此，对种植体周进行常规检查是很重要的。为了对种植患者进行有效的检查，临床医生必须了解可能影响种植体的局部和全身风险因素。

　　种植体的风险因素在很多方面与天然牙相似。这意味着医生应该询问可能影响天然牙及种植体寿命的医疗问题和社会习惯，如吸烟。应告知患者这些风险因

J. B. Wilson (✉)
Texas A&M University College of Dentistry, Dallas, TX, USA

© Springer Nature Switzerland AG 2019
T. G. Wilson Jr., S. Harrel (eds.), *Dental Implant Failure*,
https://doi.org/10.1007/978-3-030-18895-5_7

素，并提供消除或改善这些问题的建议。为了全面了解患者的健康状况，医疗咨询是必要的。

本章将进行合适的口外检查、口内检查，包括评估关节、肌肉及癌症筛查。

与所有患者检查一样，检查者应该遵循系统的逐步检查流程。对每位患者遵循相同的顺序模式，检查者就不容易忽视掉检查的过程与细节，并且可记录下重要部分。笔者认为，从检查的基础开始，然后进行更详细的种植体分析，这种模式是最合理的，但只要检查项目都涵盖了，不同的检查顺序也是可以接受的。

7.2　天然牙和种植体的数量

检查的第一步是确定缺失牙、余留牙和种植位点。此信息成为患者病历的一部分。

7.3　X线片

下一步是回顾以往的X线片。重要的是要有准确的种植体植入和最终修复体安装完成后的平行投照片。随后的影像都是根据这个基准来衡量的。这些二维胶片在测量近端、远端和根尖骨吸收方面最有用。强烈建议使用平行投照片（根尖或殆翼片），因为这是最准确的。美国牙周病学会（AAP）和欧洲牙周病学联合会（EFP）最近的合著强调了这一过程的重要性[1]。

种植体周骨吸收和病理的影像学检查包括检查潜在的嵴顶及根尖病损。尽管经常检查嵴顶骨水平并对其进行分类，以确定随着时间的推移可能出现的骨吸收，但也应检查种植体周的骨。此外，在适当的时间间隔拍摄平行投照根尖片，应作为评估骨变化的最适当方法。如果使用殆翼片，垂直咬合片比水平咬合片更可取，因为垂直咬合片更容易显示颈部牙槽骨与牙冠之间的关系。由于全景片存在失真，因此全景片不能准确测量牙槽骨水平。

任何进行性的种植体颈部骨吸收都应该引起注意（图7.1）。在种植的早期，第1年骨吸收＜2mm被认为在正常范围内，随后每年骨吸收＜0.2mm[2]。随着种植体设计的进步（如平台转移种植体），以及种植体表面处理的改进，减少了种植手术后第1年的骨吸收[3]。与种植体长度相比，骨吸收的百分比也有利于评估骨吸收的程度，在诊断和制订治疗计划时也应该记录。

应进行合适的X线片检查来评估种植修复体的组成。任何在修复体连接处的小间隙都应该被注意到（图7.2）。应检查基台和修复体与周围区域的关系，确

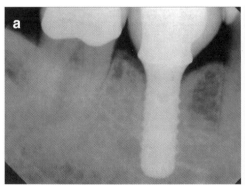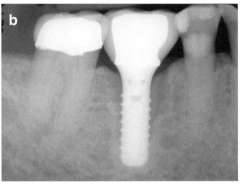

图7.1　（a）6年前X线片。（b）6年后X线片。在此期间，X线片和临床检查均有显著骨吸收。骨吸收的原因是种植体近中表面粘接剂残留。

图7.2　X线片显示两颗种植体的上部结构与基台之间存在缝隙。这可能导致细菌的滞留和周围软组织的炎症。

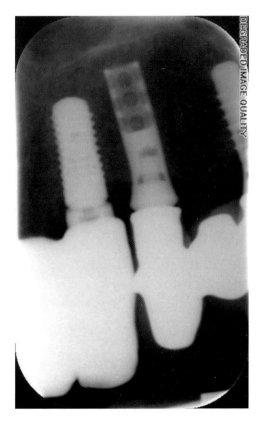

保它们的轮廓能最大限度地提高患者清洁种植体周的能力（见第5章）。

7.4　天然牙的动度和种植体的稳定性

评估天然牙动度和种植体的稳定性。两者都应使用牙科器械手柄的非工作端进行。在颊侧和舌侧交替施加轻柔的压力，记录牙齿或种植体动度。一般来说，种植体或其修复组件的任何移动应该予以处理和纠正。普遍情况下，当种植体移动时，种植已经失败，应该移除。

7.5　种植修复体

检查种植修复体的稳定性和完整性。最好通过尝试手动旋转或取出修复体完成。粘接固位种植修复体的旋转通常表明基台已经松动；螺丝固位种植修复体的旋转通常表明修复螺丝已经松动；这两个问题都需要及时处理。每种情况都会致使细菌进入修复体与种植体界面之间，并可能导致种植体周疾病。此外，应检查螺丝固位修复体封口处树脂复合材料是否有足够的密封性。

检查种植牙冠是否存在邻接。研究表明，在靠近天然牙的种植体近中或远中邻接丧失的发生率为34%～66%[5]。这支持了螺丝固位修复体可随时调整的优越性。

在临床上和影像学评估粘接固位种植修复体是否存在粘接剂残留是非常重要的。探针是进行此评估的适当工具。在临床水平无法发现多余的粘接剂并不意味着在周围组织中没有粘接剂。事实上，Wilson等[6]研究表明，当粘接固位种植体发生种植体周疾病时，在扫描电镜水平上经常会发现微小的粘接剂颗粒。

当怀疑有多余的粘接剂残留时，采用先进的可视化技术，包括牙科内窥镜和光纤视镜，有助于识别和清除这些多余的粘接剂（见第11章）。残留的粘接剂被认为是导致种植体周疾病的可能因素，应纳入诊断和治疗的考虑范围[7]。

7.6　种植体周软组织的评估

接下来对种植体周软组织进行评估（图7.3）。任何颜色异常、厚度异常的

图7.3 愈合基台周围的软组织显示菌斑引起的种植体周黏膜炎。临床表现为软组织异常红色。

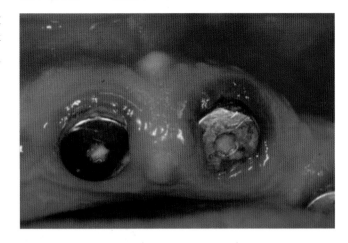

软组织，软组织开裂或缺乏角化组织应该予以注意。通常情况下，除种族性黑色素附着以外，牙龈呈珊瑚粉被认为是健康的标志。应轻轻触诊组织，查看有无化脓迹象。检查方式是在种植体的颊侧或舌侧根尖用手指轻轻向冠部按压。由于软组织与下方骨之间的动态联系，软组织的任何干扰或炎症也可能影响下方支持骨组织的健康。虽然关于种植体周是否需要角化龈仍存在争论，但一些研究表明，为了减少种植体周炎症的发生和骨组织的吸收，种植体周至少有2mm宽的角化组织[8]和2mm厚的软组织[9]。

7.7 探诊

尽管关于种植体的探诊在某些学术圈中存在争议，但2017年AAP/EFP共识会议发布的指南表明，对种植体的常规探诊是护理的标准[1]。然而，该指南并没有就什么是合适的探诊深度得出结论。但指南表明，探诊是诊断种植修复体周围是否存在炎症的最准确方法。与建议牙齿使用的25Ncm压力相比，使用更温和的压力（15Ncm）进行种植体探诊，可能会减少探诊出血的假阳性[10]。在个人口腔卫生良好的患者中，粘接固位的种植修复体周围探诊出血往往表明龈下粘接剂残留（图7.4）。理想情况下，笔者提倡使用塑料牙周探针，它具有柔韧性，对种植体表面或种植体组件损伤较少。如果没有塑料探针，可以小心使用金属探针。应记录探诊出血（BOP）和探诊深度，以便将来比较。

图7.4　粘接固位修复体。约4年后发现探诊出血。在相当多的情况下，这是龈下残留粘接剂引起的。

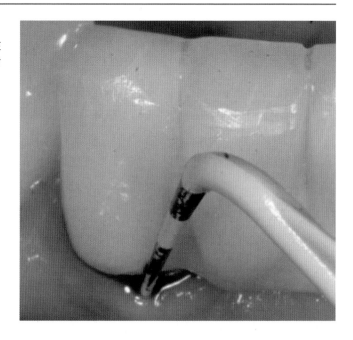

7.8　咬合

检查咬合情况，因为过度的咬合力和咬合干扰会导致种植体或种植部件折断以及种植体周骨吸收[11-12]。有关咬合对种植失败的影响细节见第9章。该检查使用咬合标记纸进行，同时引导患者进行正中、侧方和前伸运动。关于全牙弓种植修复咬合评估的详细信息见第8章。

7.9　个人口腔卫生

由于菌斑是种植失败的一个主要因素，因此对患者的个人口腔卫生进行评估是必不可少的。对于临床医生来说，了解患者日常使用的个人口腔卫生方案是很重要的。检查中发现的任何口腔卫生不足的区域都应向患者指出，并讨论和改善这些区域清洁的适当策略。重新强调这些口腔卫生护理的必要性以及它们与种植体寿命的关系也是很重要的（见第10章）。

7.10　制订维护周期

由于许多影响种植体脱落的因素与天然牙受损的因素相似，种植患者进行日常维护是很重要的。一般来说，任何余留牙的牙周病变越严重，就应越频繁地进行维护。此外，应该告知患者牙周炎史是种植失败的风险因素。那些口腔卫生状况欠佳的人，应该比那些口腔卫生状况良好的人更频繁地就诊（见第10章）。

7.11　总结

种植体与牙齿一样也受许多相同的病因影响。其中最主要的是继发于细菌感染的炎症和不当的咬合力。这强烈要求定期对种植修复体进行日常维护。同时，收集周围邻牙牙周信息的检查也适用于种植牙。基线信息可用于跟踪种植体及其周围组织的健康和稳定性。

种植体应常规进行临床和放射学检查。种植体维护和加强口腔卫生对于预防种植失败是必要的。

第8章 种植体周疾病的诊断
Diagnosis of Peri–Implant Diseases

Pilar Valderrama

要点

- 自从种植体被引入牙科领域以来，就有关于种植失败的报道。
- 简要讨论种植失败的历史。
- 相关国际共识会议最近阐明并定义了各种种植治疗相关疾病及种植失败。
- 回顾关于种植体周炎症/疾病/失败的临床描述。
- 讨论新的分类在临床应用中存在的一些困难。

8.1 历史发展

在口腔种植的早期阶段，种植失败是普遍现象，而不是例外。早期的种植体是在骨外或骨上而非骨内的，它们虽然提供了初期稳定性，然而由于需要非常大范围的手术和较大的金属支架，导致其经常失败，造成额外的骨丢失。随着骨整合的发现，口腔种植变得更加可预测，成功率显著提高。骨整合最初几十年取得成功的原因可能要归功于以下几点：骨整合种植体的手术标准非常严格，外科医生和修复医生所需要的培训非常精细，病例的选择仅限于无牙颌患者。然而，在许多情况下，种植失败由于未能建立初始的骨整合，而发生了纤维整合。在这些情况下，植入物会形成软组织附着，而不是骨接触。骨整合种植体的高存留率

P. Valderrama (✉)
Texas A&M College of Dentistry, Dallas, TX, USA

© Springer Nature Switzerland AG 2019
T. G. Wilson Jr., S. Harrel (eds.), *Dental Implant Failure*,
https://doi.org/10.1007/978-3-030-18895-5_8

种植体周疾病和状况			
种植体周健康	种植体周黏膜炎	种植体周炎	种植体周软硬组织缺损

图8.1　种植体周疾病分类（2017年世界研讨会共识报告）。

和患者满意度引发了部分缺牙人群对该治疗的需求。自此，对完全或部分无牙患者进行这种治疗的需求呈指数级增长。整个行业已经开发出不同的种植体表面和结构，从而促进更快的骨形成，并获得更高的种植体稳定性。种植治疗已经变得更为普及，同时，更多的口腔专科医生及口腔全科医生都开始进行种植体的植入和修复。基于现有种植的成功，一些人错误地认为种植治疗没有禁忌证。与此同时，报道并发症的文章数量也有所增加。最近报告显示，种植体周炎的患病率约为20%，这可以解释为每5颗种植体中就有1颗会出现一些生物学并发症。因此，迫切需要检测疾病的早期症状。人们已经几次尝试对种植体周的炎症情况进行分类。美国牙周病学会和欧洲牙周病学会最近制定了一套分类系统，本章将对此进行简要讨论（图8.1）。

8.2　种植体周疾病和状况

8.2.1　种植体周健康

种植体周健康是指临床症状没有炎症，包括无探诊出血。临床上健康的种植体周状态应该是：黏膜在种植体、基台或修复体的穿龈部分形成紧密的封闭。种植体植入后周围的软组织高度决定初始探诊深度。在大多数情况下，与种植体周健康状况相对应的探诊深度应≤5.0mm。骨吸收不应该大于种植体植入后初始骨改建时发生的骨水平变化[1]。

8.2.2　种植体周黏膜炎

关于口腔种植并发症的文献越来越多。然而，由于种植体周炎的破坏性影响，大多数研究关注的是种植体周炎的患病率、诊断和治疗。所以，重要的是要强调这种情况的早期阶段，即种植体周黏膜炎（PI mucositis）。本病的主要临床表现为种植体周黏膜炎症，特征是轻度探诊出血（＜0.25Ncm）[2]。因此，常规探诊种植体周以检测炎症是很重要的。细菌生物膜是种植体周黏膜炎的主要风险因素。这似乎与牙龈炎的细菌病因学发生方式相似。实验表明，当健康种植体周的菌斑累积21日时，所有种植体都会出现红斑、水肿及出血。组织学发现，种植体周黏膜炎的炎症浸润与牙龈炎中发现的炎症浸润非常相似[3-4]。可以肯定地说，种植体周黏膜炎是可逆的。因为有实验评估了种植体周黏膜炎在去除生物膜后，种植体周软组织恢复正常所需的时间，在大多数情况下为3周，但在某些情况下可能略长于3周。年龄等因素也会影响种植体周黏膜炎的严重程度，例如年龄较大。研究表明，虽然种植体上的菌斑堆积较少，但种植体周黏膜的临床反应强于牙龈。这种现象可能与种植修复体"自洁"效果较差有关，因为与天然牙根相比，种植体的直径更小，再加上其他各种技术特征，使得保持口腔卫生更加困难[6]。由于我们无法在人类身上进行测试，目前尚不清楚是否所有病例的黏膜炎都会发展为种植体周炎，但在维护依从性较差的患者中，观察到他们发展到种植体周炎的风险更高，尤其是在探诊有出血的情况下。研究显示，对于探诊时出血的种植体，有24.1%的概率会被诊断为种植体周炎[7]。此外，还发现种植体周出血位点的数量与种植体周黏膜炎的平均探诊深度之间存在显著的相关性[8]。对种植体周黏膜炎的一个重要的评判标准是，除了最初改建导致的颈部骨吸收外，没有其他骨吸收[1]。

黏膜炎的主要风险因素是生物膜堆积、口腔卫生不良、种植体及基台的设计与组成不合理、边缘软组织的特征，以及存在多余的粘接剂[9]。

有关于口腔扁平苔藓患者黏膜炎增加[10]以及钛过敏患者黏膜炎增加[11]的报道，但还需要更多的证据。

8.2.3　种植体周炎

2017年世界研讨会的会议记录将种植体周炎定义为"发生在种植体周组织中的与菌斑相关的病理状况，其特征是种植体周黏膜炎症和随后支持骨的进行性吸收"。学者指出，临床上种植体周炎症表现为红斑、水肿、黏膜肿胀、探诊出血（67%），伴或不伴化脓（94%）；探诊深度较深（59%的患者探诊深度≥6mm），影像学显示骨上和/或骨下结构的吸收，在种植体周环形进展，且比在天然牙周围进展更快[12]。在没有基线X线片和探诊深度的情况下，影像学上的骨吸收≥3mm和/或探诊深度≥6mm合并大量出血代表存在种植体周炎[1]。

8.2.4 种植体根尖周炎

种植体根尖周炎也被称为"逆行性种植体周炎"，是指受影响的种植体通常以根尖周放射透光为特征，伴或不伴炎症的临床症状，如红斑、水肿、瘘管和/或脓肿形成。据报道，逆行性种植体周炎患病率为0.26%，但通常与种植体靠近牙髓源性根尖周病变影响的牙齿有关，患病率为7.8%。因此，需要对种植体邻近的牙齿进行牙髓活力检测，以预防种植体根尖周炎[13]。

8.2.5 种植体周软硬组织缺损

在这方面的分类中，讨论了牙齿拔除后的后遗症，讨论了哪些因素会影响种植位点。牙齿缺失后，牙槽嵴愈合，骨与软组织形态发生变化。严重缺损常与严重的牙周支持丧失、创伤性拔牙、牙髓感染、牙根折裂、颊侧骨板薄、牙齿位置不良、外伤及上颌窦气化有关。其他影响牙槽嵴的因素可能与药物有关。

种植体植入后，由于种植位点不正、种植体周炎、机械负荷过大等原因，可能导致一些软硬组织缺损。此外，种植体植入后的骨变化可能与软组织厚度不足和/或颊侧骨板缺失有关，而美学并发症可能与龈乳头高度不足有关。最后，另一个重要的变量是患者在其整个生命过程中牙齿的自然移动和骨骼的生长变化，这可能导致种植体周的软硬组织结构变化[14]。

8.3 结论

这些种植体周疾病的分类指南应该有助于临床医生识别种植体周疾病的早期迹象，并进行相应的治疗或转诊。这些分类也有助于口腔卫生专业人员和第三方供应商之间进行顺畅的沟通。

8.4 总结

种植失败是常见的。我们应该了解目前种植体周健康和疾病的分类。

第9章　咬合与种植体周疾病的关系
Occlusion and Its Relation to Peri–Implant Diseases

Stephen Harrel

要点

- 种植体"咬合过载"的定义不明确。
- 临时修复体产生的咬合力可能与种植早期失败有关。
- 种植体的即刻和早期负荷需要种植体稳定性。
- 种植失败可能与构成种植体或修复体的材料损坏有关。
- 理想的咬合接触将应力置于种植体长轴。
- 磨牙症与种植晚期失败有关，只要有任何与副功能咬合习惯相关的迹象存在，就应该制作夜磨牙垫。

9.1　引言

咬合在种植失败中所起的作用尚不明确。"咬合过载"可能会在种植失败的病例报告中被提及，但对于种植咬合过载还没有明确的定义。显然，咬合接触的设计不良可能会导致非常大的应力，从而损害种植体或种植体上部结构。这种类型的过载通常表现为种植体断裂、基台断裂、固位螺丝折断或牙冠崩瓷。这些问题通常很容易辨别，类似的情况也发生在传统的非种植治疗中，然而我们并不完全了解咬合在种植体骨整合失败和种植体周骨吸收过程中所扮演的角色。本章将

S. Harrel (✉)
Periodontology Department, Texas A&M College of Dentistry, Dallas, TX, USA

© Springer Nature Switzerland AG 2019
T. G. Wilson Jr., S. Harrel (eds.), *Dental Implant Failure*,
https://doi.org/10.1007/978-3-030-18895-5_9

回顾目前咬合在种植失败中的作用，以及避免出现与咬合相关种植问题的方法。

9.2   咬合力在牙周病中的作用

咬合经常与种植失败联系到一起，可能是因为咬合与天然牙牙周病的进展有关。虽然没有临床试验表明咬合是牙周病进展的一个因素，但有大量相关数据表明，未经治疗的咬合问题与天然牙牙周探诊深度增加有关。然而，从天然牙牙周病进展中获得的数据不应套用在种植体周骨质丧失的问题上。种植体的支撑结构与天然牙的支撑结构完全不同。因此，同样的病理、生理因素极不可能共同作用于牙周病和种植体周骨吸收中。笔者强烈建议不要假设这两种疾病过程之间存在任何等价关系。

9.3   种植早期失败

咬合力通常被认为是种植早期失败的一个因素。种植早期失败通常发生在种植手术后不久，在种植体连接修复体发挥功能之前。这种早期失败的典型例子是戴用与新植入的种植体相接触的临时局部义齿（"隐形义齿"）。在许多病例中，临时局部义齿的基托在种植体覆盖螺丝或愈合基台上方的移动导致了种植体的松动和骨整合的失败。由于很难制作出一个不向种植体传递压力的可摘局部义齿，所以在大多数种植体植入后，通常会禁止使用此类临时义齿。当需要局部义齿来满足患者的美观需求时，可以使用如透明保持器式义齿或Snap-On-Smile（Den-Mat，Lompoc，CA，USA）来作为过渡义齿。另一种不会对新植入的种植体施加咬合力的方法是将拔除的天然牙牙冠或义齿牙冠暂时粘接到邻牙上。对于任何固定或可摘临时修复体，都不应允许其与种植体相接触。

9.4   种植的即刻和早期负荷

种植体的即刻和早期负荷越来越多地被使用，即在种植体植入时或植入几周内戴用临时冠。即刻负荷是指在种植手术后立即或短时间内连接基台和临时冠。早期负荷是指种植体植入后几周内连接基台和临时冠。误用这些方法可能导致种植失败。在使用这些技术之前，必须考虑以下因素：第一，种植体在植入时必须具有良好的初期稳定性，当种植位点骨质较致密（Ⅱ型骨）且制备种植窝洞时没有进行其他操作（备洞大小与种植体大小相匹配），容易获得这种稳定性。这时植入扭矩应 > 35Ncm，基台螺丝扭矩为25Ncm。如果未达到这种稳定水平，则禁止即刻或早期负荷。第二，如果不是全牙弓种植，则戴用临时冠时必须确保与对颌牙没有咬合接触。制作临时冠时，好的做法是使其距离对颌3 ~ 4mm。但即使有这么大的空间，大多数患者在行使功能时也能够在临时冠上施加一些咬合力。虽然即刻和早期负荷戴用临时冠在软组织成形和患者满意度方面有许多优势，但如果存在任何种植稳定性问题，都应避免使用这些方法。无论怎么小心避免咬合力，当患者行使功能时，咬合力始终会施加在种植体上，这反过来可能会导致种植早期失败。佩戴上颌全覆盖硬质亚克力夜磨牙垫可以减轻睡眠中的咬合力。

9.5 材料折裂

种植体和修复体上的过度咬合力可能导致种植体本身或连接在种植体上的修复体发生问题。虽然标准直径的钛种植体的折裂相对少见，但并非不会发生。早期种植体具有"空心体部"设计，其种植体根部不是实心的，而是由围绕中轴的薄金属片构成，导致种植体折裂更为频繁。现代多数种植体在实心部分与空心部分的过渡区域容易发生折裂。这种折裂可能发生在经过充分设计而制作出的咬合关系的患者中，虽然可以说这种失败是由咬合过载引起的，但更可能的是这些折裂至少部分是由种植体设计问题引起的。实心种植体的失败通常与所谓的"迷你种植体"有关。传统的种植体直径通常为3 ~ 5mm；直径小于此值的被视为迷你种植体，它们在负荷下有更大的断裂倾向。虽然在某些情况下可以成功地使用迷你种植体，但必须注意尽量减少这些种植体的咬合负荷。可能需要利用联冠修复使小直径种植体固定在一起，尤其是在后牙区使用时。

种植体上部的修复体也可能在咬合力的作用下发生断裂或变形。这可能表现为基台断裂、桥体断裂、崩瓷或固位螺丝断裂。与天然牙一样，应保持适当的咬合关系，以尽量减少此类损伤。本章后半部分将讨论咬合模式的设计。

9.6　种植体周疾病和与咬合相关的骨吸收

关于咬合在种植体周疾病发展中所起作用的文献很少。Graves提供了唯一的横断面数据，该研究观察了种植体支持的单冠上的咬合接触，然后将这些接触与是否存在种植体周黏膜炎联系起来[1]。在该研究中，使用传统的墨迹咬合纸方法及数字化咬合接触评估方法（TekScan，South Boston，MA，USA）来评估咬合。未发现任何咬合因素与种植体周黏膜炎之间存在相关性。与此相反，一些对大量种植体进行的多年跟踪报告将种植失败与磨牙症联系起来[2]。在这些报告中，似乎磨牙症的存在要么是患者自述的，要么是从牙齿严重的磨耗面上诊断出来的。此外，在大多数病例中，没有提及被诊断为磨牙症的患者和种植失败的患者是否佩戴了任何类型的𬌗垫。虽然习惯性的磨牙对种植体施加的巨大压力可能在种植体周疾病中发挥作用，这当然是合理的，但这些非对照的系列病例报道只能是有关种植失败的微弱证据来源。

越来越多的文献将种植体表面的腐蚀及随后钛颗粒的脱落与种植失败联系起来[3]。迄今为止有一项研究表明，钛颗粒与种植失败有关。这项研究在失败的种植体周结缔组织中发现了钛颗粒。此外，在这些嵌入的金属颗粒周围发现了炎性细胞。虽然还没有确凿的证据表明这些钛颗粒是导致种植失败的诱因，但人们担心这些嵌入的金属颗粒可能在种植体周骨吸收中起作用。研究表明，当种植体暴露在酸性环境中时（如菌斑）种植体的表面会发生腐蚀。作用于这些腐蚀区域的机械应力可能导致钛颗粒脱落，这可能是种植体周疾病的炎症来源。在这种情况下，种植体上的咬合力可能是导致金属与种植体分离的一个因素。体外研究表明，类似于咬合负荷的重复性机械应力，可以导致腐蚀的钛表面脱落颗粒。如果与脱落钛颗粒相关的炎症是种植体周骨吸收的一个诱因，那么咬合可能是该疾病过程中的一个间接因素，也可能是临床观察中将咬合过载与种植失败联系在一起的部分原因。目前这一领域的研究还在进行中。

9.7　种植维护中的咬合

关于咬合在种植失败中所起作用的数据很少，因此必须根据口腔医学中在天然牙上良好的修复实践经验来预防种植牙发生咬合问题。在种植修复前，应该进行彻底的咬合评估，包括正中和侧向的运动，以及牙齿上的磨耗面。如果存在明显的咬合问题，患者应在现有牙列（天然牙列或种植体支持的牙列）上进行种植修复前的咬合调整，以便在种植修复时制作出的修复体尽量没有咬合干扰。虽然没有生物学角度的证据，但根据工程力学原理，一个圆柱形金属杆（如一颗种植体）最好的受力方式是承受与自身长轴相平行的应力。从正常逻辑上来说，如果负荷与种植体在同一轴向上，种植体将能够最好地承担咬合力。在牙科中这意味着应将咬合力尽可能放置在种植体长轴上（图9.1和图9.2）。也就是说应尽可能避免非轴向力。以下建议均基于种植体轴向负荷的原则以及对天然牙咬合接触造成牙周损伤的研究。

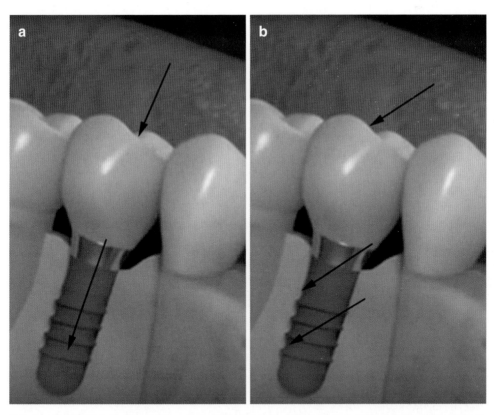

图9.1　种植单冠上的咬合负荷。（a）在种植体长轴上施加咬合力被认为是种植单冠理想的负荷模式。（b）在主要咬合力对种植体和牙冠产生非轴向扭矩/旋转力的情况下，种植单冠的负荷。这种扭转接触可能会对种植体施加过大的应力，并可能导致种植体周骨吸收或种植失败。

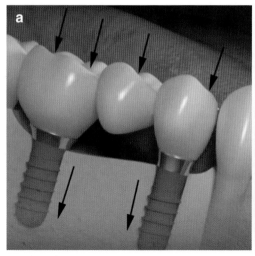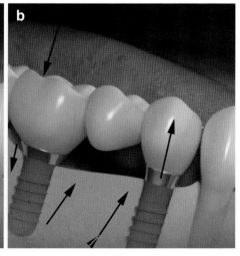

图9.2　种植体支持多单位桥的咬合负荷。（a）多单位桥的负荷应该使咬合力沿着种植体长轴传导。请注意，两个基台牙冠和桥体上的咬合接触均与种植体位于同一轴线上。这被认为是理想的负荷模式。（b）另一种种植体支持的多单位桥负荷模式，主要咬合力是在远中基台冠上的早接触。这将是一种"正中位早接触"，患者会"碰到这个高点"，然后"滑动"到最大咬合接触。在咬合刚接触时会产生很大的应力，并在垂直向和水平向运动中扭转整个桥体。在天然牙上，这是最具破坏性的咬合接触类型，对种植体支持的修复体也同样有害。

对于后牙区的天然牙，应减小或避免侧向和前伸应力。一项对天然牙的研究表明，后牙在正中位的早接触、非工作侧及前伸运动中的接触对形成更深的牙周袋最具破坏性[6]。后牙区天然牙上的工作侧接触比非工作侧接触的破坏性小，但也会加深牙周袋。根据对天然牙的观察，后牙区种植牙应仅在正中咬合时接触，最初咬合接触与最大牙尖交错位之间应该没有差异。这通常被描述为在初始接触（正中关系）与最大接触（正中𬌗位）之间没有早接触及滑动的咬合。

在前牙区，很难避免前伸运动中的咬合接触以及这些接触在种植体上产生的非轴向力。在前牙区，必须注意将下颌前伸带来的应力分布在尽可能大的区域，避免在单颗种植体上施加很大的应力。如果没有坚固的天然牙来承受前伸运动的部分应力，或必须使用短种植体、迷你种植体的情况下，则应考虑使用联冠固定，以便尽可能地分散应力。

9.8　磨牙症

由于磨牙症是唯——种与种植失败相关的咬合创伤，所有种植患者都应重点考虑磨牙症。应询问患者是否有磨牙症病史，并应告知他们磨牙症在种植失败中的潜在作用。应仔细评估现有的咬合状况，以确定是否有磨牙症或其他副功能习惯的证据，如紧咬牙。咬合面上的平面磨损模式被称为"磨耗面"，是过去或现在可能存在磨牙症的迹象。如果目前或过去有任何磨牙症的迹象，患者都应佩戴上颌全覆盖硬质亚克力咬合板，作为夜磨牙垫。虽然没有证据表明这种做法的必要性，但一些医生坚持认为，所有种植患者在修复后都应戴用夜磨牙垫。为每位种植患者制作夜磨牙垫可能会过于谨慎，然而副功能习惯，特别是磨牙症，是少数与种植失败直接相关的咬合模式之一。从这个角度来看，对所有种植患者使用殆垫可能是一个值得、必要的预防措施。

9.9　总结

咬合力经常被认为是种植和种植修复失败的一个诱因。然而，很少有文献支持咬合是种植体周疾病的致病因素。尽管缺乏咬合作为影响因素的证据，但应仔细评估种植体支持修复体的咬合情况，并将已经表现出对天然牙有害的咬合力降至最低。此外，修复体的设计应考虑余留天然牙列的强度、承担负荷的种植体数量、种植体直径和其在骨中的长度。与所有牙科修复一样，牙齿和种植体可以提供的支撑强度应是选择何种修复体类型的主要参考因素，并且修复体上的应力方向应该与其下方支撑物的轴向一致。

人们经常将咬合力与种植失败联系在一起，但除了临床推测之外，几乎没有证据支持咬合是一个风险因素。适当的修复技术确保应力沿种植体长轴传导，将最大限度地减少咬合负荷造成的潜在伤害。

第10章 标准的种植维护随访
A Typical Implant Maintenance Visit

Thomas G. Wilson Jr.

> **要点**
> - 大多数种植失败发生在骨整合后。
> - 在大多数病例中，如果能够在早期发现并消除致病因素，种植体可以存留。
> - 使用牙周探诊和以正确角度定期拍摄的X线片是评估种植体健康状况的最佳方法。
> - 恰当的治疗取决于正确的诊断。
> - 种植体周黏膜炎最好通过个人口腔卫生管理和用无菌生理盐水棉球进行温和的专业清洁来治疗。
> - 种植体周炎通常需要外科手术干预，其结果并不总是可预测的。

种植体存在许多与天然牙相似的问题，因此建议对其进行定期复诊维护。种植体需要维护的假设已在很多文献[1-7]中得到证实。本章将详细介绍种植患者目前的维护方法。由于一些种植体周问题的病因与天然牙相似，因此这些患者的标准复诊维护与牙周的复诊维护相似。

10.1 全身病史和牙科病史

一次常规复诊应该从询问患者整体的病史开始，这包括身体健康、住院情况

T. G. Wilson Jr. (✉)
Private Practice of Periodontics, Dallas, TX, USA
e-mail: tom@northdallasdh.com

© Springer Nature Switzerland AG 2019
T. G. Wilson Jr., S. Harrel (eds.), *Dental Implant Failure*,
https://doi.org/10.1007/978-3-030-18895-5_10

和药物使用等方面的任何变化。测量并记录患者的血压。记录患者牙科或其医疗病史中的任何问题与变化。

10.2　口外检查和口内检查

口外检查包括颞下颌关节和咀嚼肌的评估，以及头部和颈部外部特征的简要检查。然后，对口内进行彻底检查，包括黏膜表面、舌体和口咽部的评估。记录检查结果与任何阳性体征。

10.3　天然牙和种植体松动度

使用双端松动度（图10.1）来评估牙齿和种植体松动度，并检查对颌牙的震颤（牙齿功能移动）（图10.2）。评估修复体的折裂、边缘完整性及松动情况。检查牙齿是否有龋齿迹象。记录检查结果和任何阳性体征。不伴疼痛的种植牙松动通常代表牙冠或基台有问题，而剧烈疼痛通常意味着种植失败。

图10.1　使用两个工具的钝端测定牙齿松动度（表10.1）。

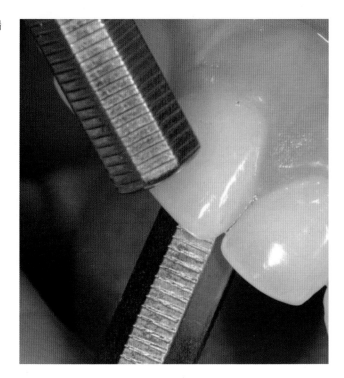

表10.1 牙齿松动度分类

0级	生理动度；牙齿稳定
Ⅰ级	动度轻微增加
Ⅱ级	动度明显增加，但没有损害功能
Ⅲ级	极端松动；松动的牙齿在行使功能时会产生不适（加号可用于中间值，如1⁺）。这种方法显然会导致大量的个人判断差异。然而，在自己的诊室内可以实现一定程度的再现性[8]

图10.2 行使功能期间感觉到的任何牙齿移动都是震颤。

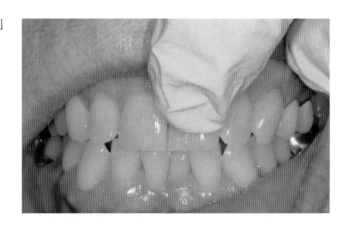

10.4 探诊

在可以探及的情况下，对所有种植体和剩余天然牙周围进行6点探诊（图10.3）。目前，建议在天然牙使用金属探针，对种植体使用带有毫米标记的柔性塑料探针。

对使用粘接固位的种植体周进行探诊时，检查是否有探诊出血尤其重要。这是因为如果口腔卫生良好的患者在探查时出现出血，通常意味着在种植体周组织中有残留的粘接剂[9]。这种粘接剂残留已被证明与种植体周疾病密切相关[10]。记录牙齿周围任何加深的探诊深度也很重要[11]。现在可以进行诊断。种植体周黏膜炎的特征是探诊时出血和组织颜色改变。目前认为是由菌斑引起的。种植体周炎是一种渐进性骨吸收，可以在X线片上看见这种吸收和/或探诊深度的增加，这与炎症相关[12]。

图10.3　柔性塑料探头。

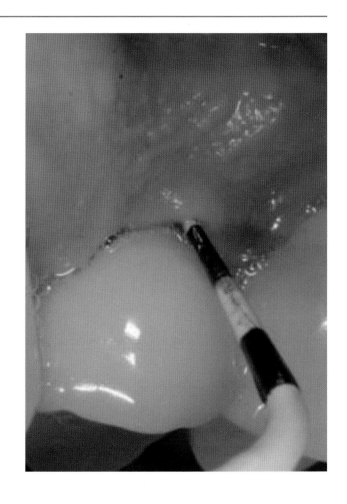

10.5　治疗

使用任何会产生气溶胶的设备之前，应先用0.12%葡萄糖酸氯己定含漱30秒。这会显著减少口内积累的菌群，从而降低这些细菌向医护人员和患者传播的可能性[13]。然后，用橡胶杯对天然牙和种植牙进行抛光，清除天然牙周围龈上和龈下的结石。种植体表面的龈下结石尚未通过内窥镜或光纤视镜观察到。

10.6　诊断种植体周黏膜炎——治疗方案1

种植体上的钛氧化层是实现骨整合所必需的。这层钛氧化层很薄，很容易去

图10.4　用浸泡过生理盐水的棉球轻轻清洁种植体表面。

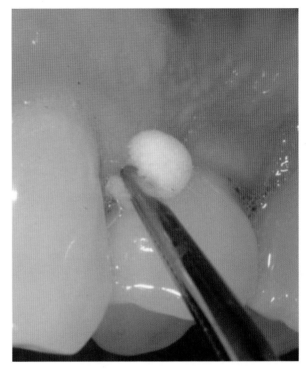

除，一旦在维护过程中破坏该涂层，它可能不会重新形成，比较容易形成种植体周黏膜炎。

　　如果接受钛氧化层在维护治疗后不一定会在体内再次形成（见第6章），那么就必须尽一切努力不干扰种植体表面。因此，在诊断种植体周黏膜炎时，建议使用蘸有生理盐水的棉球去除种植体龈下部分的细菌（图10.4）。第11章详细介绍了这种方法的基本原理。它强调在尽可能保持剩余钛氧化层完好无损的同时尝试去除细菌。当暴露的种植体表面上存在龈上结石时，可以用锋利的刮治器将其清除。建议使用刮治器是因为最近的一项研究表明，使用其他机械设备将导致种植体表面钛颗粒脱落[15]。使用刮治器（通常为金属刮治器）将刃口旋转朝向龈沟壁，对种植体龈沟进行清扫（图10.5）。这种清扫的目的是清除可能积聚在软组织中的粘接剂、钛颗粒和残留的微生物。

　　在黏膜炎的情况下，需要加强患者的口腔卫生并开具氯己定漱口（每日2次）。该区域在1个月内重新评估。如果患者的口腔卫生状况良好，但在第二次就诊时发现探诊出血，则种植体周软组织中很可能存在异物。如果是粘接固位种

图10.5　使用刃口朝向沟壁的刮治器清除碎屑。

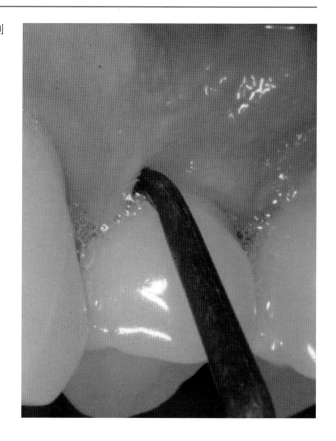

植修复体，异物很可能是残留的粘接剂，或者在某些情况下是钛。在这些情况下，手术切除种植体周软组织通常有助于清除嵌入的异物。有人建议在翻瓣后清除这些颗粒。翻瓣是为了更清楚地看到种植体表面，以便彻底清除粘接剂。应使用锋利的金属刮治器去除种植体表面的粘接剂，并尽一切努力避免损坏种植体表面。在实践中，这种方法通过使用牙科内窥镜或在大多数情况下使用光纤视镜来辅助完成（见第11章）。尽可能去除种植体周软组织，这是因为这些组织中含有被炎性细胞包绕的残留粘接剂和钛颗粒。必要时应考虑转诊至口腔专科医生。值得注意的是，与牙龈炎相比，种植体周黏膜炎的周围组织需要更长时间才能恢复健康[16]。

10.7　诊断种植体周黏膜炎——治疗方案2

许多人认为钛氧化层在体内会再次形成，或者这种再次形成并不重要，因为

图10.6　一些医生更习惯使用金属器械来对种植体"去毒"，尽管其表面会出现损伤[15]。

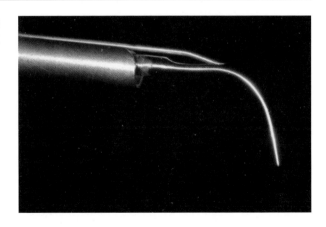

需要彻底清洁种植体表面以去除任何附着的异物。各种各样的器械都有人建议使用，包括塑料、不锈钢、钛和金工作尖的刮治器。超声工作尖有传统的、塑料涂层的和金属合金的（图10.6）。还有人建议使用抛光膏、喷砂机和甘氨酸粉[7]。笔者认为，所有这些方法都会去除钛氧化层，导致种植体表面可能缺乏生物相容性，尤其是在使用不翻瓣（非手术）的方法时。这一假设目前仍有争议。

10.8　种植体周炎的诊断

当发现与炎症相关的进行性骨吸收时，应采取措施阻止并希望能逆转这一过程。强烈建议转诊至有经验的口腔专科医生（见第11章）。

10.9　咬合

咬合对种植体周疾病的影响存在争议。有充分的证据表明，过度的咬合力会导致种植体牙冠及螺丝断裂，在某些情况下还会导致种植体本身断裂。因此，建议定期评估咬合力的影响（见第9章）。过度的咬合力可能源自不正确的咬合关系，尤其是磨牙症。上部修复体的断裂、轴向螺丝松动或折断，以及种植体的断裂或松动可以证明这种力的存在。一些患者还会出现颞下颌关节的症状，而另一些患者则表现出对颌天然牙的震颤或冷敏感。由于过度咬合力可能造成伤害，笔者认为在大多数情况下，应该为患者制作上颌全覆盖硬质亚克力夜磨牙垫。对于

图10.7   相隔11年拍摄的平行投照根尖片。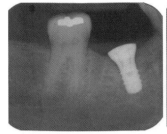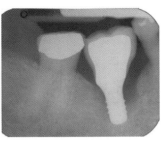

那些磨牙症患者来说尤其如此。

10.10   X线片

应以适当的间隔时间及平行投照方向拍摄根尖片或殆翼片。对于没有炎性临床症状或探诊深度增加的患者，可能是每5年一次。对于那些有种植体周疾病迹象的患者，拍X线片的间隔应该更短一些（图10.7）。

10.11   改变生活习惯和口腔卫生

接下来讨论改变生活习惯。减少或消除牙周病和种植体周疾病的系统性诱发因素，包括吸烟、糖尿病、甲状腺与甲状旁腺疾病以及其他可能对种植体周组织产生负面影响的系统性疾病或习惯。

然后，对患者的口腔卫生进行评估，并提出适当的改进建议。软毛的手动或电动牙刷应与牙龈边缘成45°角，至少使用2分钟。根据邻面空间的大小，应酌情使用邻面清洁工具，如牙线和/或牙间隙刷。在种植体龈缘位于相邻天然牙龈缘根方的区域，应该使用龈沟清洁工具［如Sulcabrush（一种清洁远中端和比较大间隙的专用牙刷）、末端刷或种植体护理刷］，可能会有所帮助。良好的个人口腔卫生对整体健康都存在着积极影响。

10.12   复诊维护间隔时间

设置牙列缺损种植患者的复诊维护间隔时间应与患者的牙周状态及种植体周

组织状态相关[17-18]。一般来说，牙周组织和种植体周组织健康的患者每年进行一次维护。一项研究得出结论，与牙周炎患者相比，种植患者对医生建议的维护间隔时间的依从性更好[19]。牙龈炎患者（或与过量粘接剂无关的种植体周黏膜炎）通常约每6个月复诊一次，而牙周炎患者会需要更频繁的复诊[20]。患有牙周炎但定期复诊维护和口腔卫生良好的患者，种植体周骨吸收最小[21-22]。种植体维护安排应根据疾病概况而定，而不是看着日历为每位患者安排相同的复诊周期。

总之，对种植患者进行维护对于种植体长期存留至关重要。

10.13 总结

应定期对患者进行种植体维护。种植体周疾病的治疗目前存在争议，医生应谨慎对待治疗。对种植体周早期疾病的错误治疗可能导致后期更严重的种植并发症。

第11章　进阶治疗方法
Advanced Therapeutics

Stephen Harrel, Jeffrey Pope

要点

- 当种植体周出现骨吸收时，必须进行更深入的诊断和治疗。
- 粘接剂残留是种植体周问题的已知原因，应首先予以排除。
- 如果有粘接剂，应使用刮治器去除，而不是超声波刮治器。经常需要借助光纤视镜提供的影像进行手术。
- 不以再生为目标的种植体周手术类似于天然牙周围的去骨手术。效果稳定但不美观。
- 骨再生和种植体的再次骨整合在某种程度上是不可预期的，手术方法也存在争议。

11.1　引言

种植体周问题通常表现为炎症和探诊出血。如果没有骨吸收，我们将这些种植体的问题称为"种植体周黏膜炎"。种植体周黏膜炎应尽可能采用保守治疗（见第10章）。当出现种植体周探诊加深和进行性骨吸收并伴有炎症时，这种问题就应该被称为"种植体周炎"。保守治疗（如刮治、局部和全身抗生素）在阻

S. Harrel
Texas A&M College of Dentistry, Dallas, TX, USA

J. Pope (✉)
Private Practice of Periodontics, Dallas, TX, USA

© Springer Nature Switzerland AG 2019
T. G. Wilson Jr., S. Harrel (eds.), *Dental Implant Failure*,
https://doi.org/10.1007/978-3-030-18895-5_11

止或逆转骨吸收进展方面极少有效，进行性骨吸收可能导致种植失败。种植体周炎及相关骨吸收的治疗仍然存在争议，目前尚无公认的治疗方法。所采用的具体治疗应根据患者的临床症状进行调整。本章将讨论种植体周疾病的各种治疗方法，以及在使用不同治疗方法时应该考虑的因素。

11.2　粘接固位与螺丝固位

在种植治疗之前，应仔细评估修复体。首先检查问题是否是来自松动的基台或无法清洁的牙冠。如果修复体看起来可以接受，下一步是确定修复体是粘接固位还是螺丝固位。有证据表明，残留的粘接剂是种植体周问题的一个主要因素[1]。如果修复体是粘接固位，就应详细检查是否存在残留的粘接剂。

很少能在X线片上观察到残留的粘接剂。只有当残留粘接剂相对较大，位于近中或远中面，且不透射时，才可能在X线片上观察到（图11.1）。许多用于粘接种植牙冠的粘接剂都是非不透射性的，这使得X线片在确定是否存在残留粘接剂时作用有限。如果在X线片上可以看到残留的粘接剂，则种植体周问题的原因就相对明显。如果在X线片中看不到粘接剂也不能排除粘接剂的存在，需要进一步的检查诊断。

如果临床医生能够通过牙周探针或普通探针检查到粘接剂的存在，则可以使

图11.1　种植体近中和远中存在残留的不透射粘接剂，与种植体周骨吸收有关。X线片上看不到非不透射性的粘接剂。

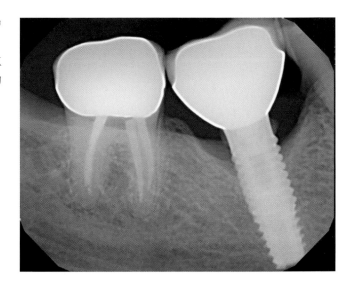

用刮治器去除。禁止使用超声波刮治器，因为这可能使被细菌污染的粘接剂颗粒播散并进入种植体周软组织。周围软组织中的粘接剂颗粒与异物炎症及种植失败相关[2]。应尽力将粘接剂完整去除。临床医生应该记住，即使是微量的残留粘接剂也会与种植体周问题相关。但使用牙周探针检查极少量的粘接剂几乎是不可能的。临床医生可能需要使用更先进的可视化技术（牙科内窥镜和光纤视镜）来辅助发现和去除小颗粒的粘接剂。

11.3　牙科内窥镜

玻璃纤维内窥镜被设计用于非手术评估和治疗未翻瓣的龈沟。该仪器由一根0.9mm的光纤束组成，光纤束被放置在一个内有聚焦透镜的无菌一次性护套中（图11.2）。组装好的器械直径＜2mm，能够放入天然牙或种植体的龈沟中，可以不用麻醉。内窥镜在外部屏幕上显示种植体和龈沟的影像，这可以检查种植体周是否有粘接剂残留或其他异常情况，如折裂。如果在种植体、基台或牙冠上检测到粘接剂，可以使用刮治器在内窥镜的辅助下将其移除。内窥镜的优点是非手术治疗，可以在非手术入路下清除粘接剂。使用内窥镜通常会遇到几个问题。其中之一是难以在显示器上辨认图像。由于玻璃光纤束与外部摄像头一起使用，显示器上的图像通常模糊且难以辨认（图11.3）。而且由于要使用持续的水流来保持内窥镜的透镜没有碎屑遮挡，图像问题就变得更加复杂。龈沟中的水与漂浮的碎片也会限制视野。许多人因此不愿使用内窥镜，这种仪器的使用范围也非常局限。另一个问题是，非手术入路可能很难去除残留的粘接剂。换言之，内窥镜可以让你看到粘接剂，但粘接剂可能需要手术才能取出。尽管如此，在许多情况下，当可以使用内窥镜时，由于其简单且微创，它可能是评估与治疗残留粘接剂相关的种植体周疾病的首选方法。

11.4　何时进行手术？

在种植体周进行性骨吸收的情况下，或者在内窥镜辅助的刮治无法去除残留粘接剂的情况下，需要手术翻瓣处理种植体。越来越多的证据表明，如果种植体周的问题对非手术治疗（即轻柔的龈沟内刮治、抗生素和氯己定冲洗液）没有反图**11.2**　将牙科内窥镜插入牙周袋的完整龈沟中（非手术）。（由John Kwan医生和Zest Dental Solutions提供）

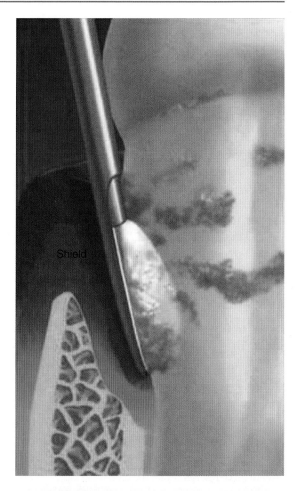

图**11.3**　内窥镜观察到的种植体上残留的粘接剂（箭头）。

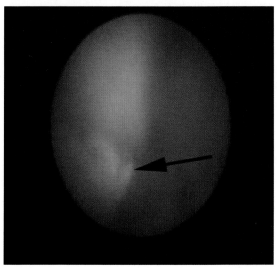

应，则继续尝试在非手术的情况下控制疾病是毫无益处的（见第10章）。如果存在种植体周骨吸收并且处于进展中，那么应放弃重复的非手术治疗，进而采用手术治疗。如果进行治疗的临床医生不熟悉上述程序，则一旦发现进行性骨吸收，应立即转诊患者。

如果确定需要采用手术方法，无论是去除粘接剂还是治疗原因不明的骨吸收，临床医生都需要了解目前使用的不同手术方法。不计划进行局部骨再生和重新骨整合的外科手术相对简单，成功率高。计划进行骨再生和尝试在种植体上重新骨整合的手术方法虽各不相同，但有各自的局限性且效果各异。如果计划进行外科治疗，应该了解这个快速变化的种植治疗领域。

11.5 非再生治疗

不以再生为目标的手术治疗采用种植体成形术，或者另一种相对微创的操作，即将软组织放到种植体周更靠根方的水平。这两种方法都很相似，唯一的不同在于种植体表面本身的处理。用相对较大的切口进入到种植体周骨缺损区域，类似于天然牙周围的翻瓣清创术（图11.4）。去除肉芽组织并评估骨结构。如果骨吸收不均匀，则应重新修整骨轮廓，以便将软组织置入种植体周更靠根方的水平。这使得软组织能够贴附在修整后的骨轮廓上，类似于牙周病骨成形术后软组织的根向复位。如果使用种植体成形术，种植体的外露螺纹和粗糙表面会被磨掉，裸露的钛表面会被抛光，以使其拥有更好的清洁性，对周围软组织的刺激性

图11.4 种植体周骨缺损的传统入路（全厚瓣），可以进行清创和/或种植体成形术等非再生治疗。

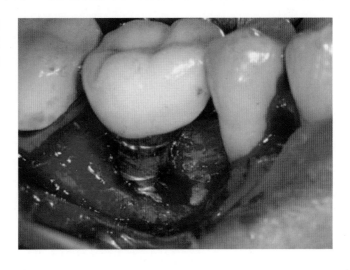

图11.5　如图11.4所示的种植体经过种植体成形术后。请注意，螺纹已被去除，种植体表面被抛光。还要注意的是，手术位点经过仔细地冲洗和抽吸，以去除种植体成形过程中产生的所有可见钛颗粒。

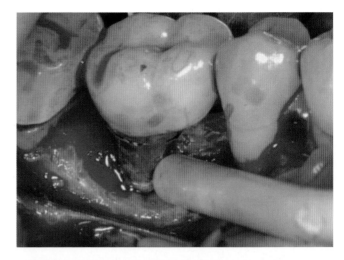

图11.6　如图11.4和图11.5所示手术位点术后5年。请注意，软组织向根方移动，与牙冠之间有相对较大的空间。虽然这种软组织根向复位加种植体成形术成功阻止了骨吸收的进展，但如果在前牙区进行，其美观效果是无法令人接受的。

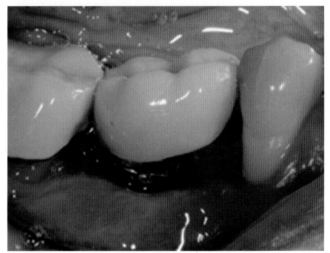

也更小（图11.5）。如果使用更保守的方法，则不处理暴露的螺纹，这样可以最大限度地减少钛颗粒对组织的污染，但粗糙表面会造成患者难以清洁。根向复位瓣结合种植体成形术是防止种植体周进一步骨吸收的最稳定的手术方法。然而，这种方法带来的美学问题和患者的不满限制其实用性（图11.6）。

11.6　再生治疗：全厚瓣

如果决定尝试在种植体周进行再生治疗，可以使用两种翻瓣方法：传统的全厚瓣或光纤视镜辅助微创手术。大多数文献都使用了相对大范围的全厚瓣入路

图11.7 种植体周骨缺损再生的传统方法（全厚瓣）。请注意，瓣的近远中和根方需延伸至种植体之外。

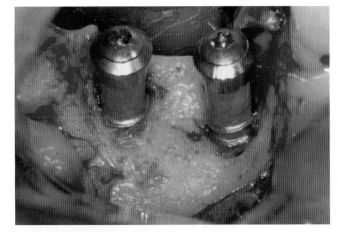

图11.8 清理骨缺损区域并消毒种植体表面后，在种植体周放置再生材料，此病例中植入了脱钙冻干异体骨和釉基质提取物。

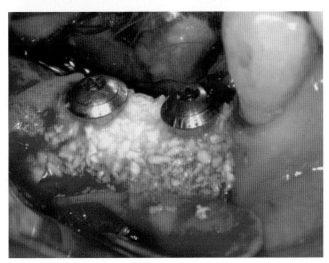

方法。这种方法术野清晰，方便使用各种药物和屏障膜。通常，在颊侧和舌侧翻起15～20mm或更长的黏骨膜瓣以暴露种植体（图11.7）。去除肉芽组织并评估牙槽骨。种植体通常用各种器械和药物进行清洁。常用的仪器有超声波刮治器、塑料或金属刮治器、二氧化硅或甘氨酸粉末喷砂。常用的药物有氯己定、过氧化氢、柠檬酸或四环素糊剂。所有药物和仪器均用于"净化"种植体表面。多项研究表明，各种方法可以产生无菌表面[4]。去污后，将各种骨替代材料与种植体接触（图11.8）。骨材料还可与生物材料混合，如釉基质提取物（Emdogain-Straumann）、骨形态发生蛋白（Infuse-Medtronic）或重组血小板衍生生长因子（Gem 21-Lynch Biologics），以刺激骨再生。然后，可以覆盖屏障膜来稳定骨移

图11.9　放置胶原膜以覆盖并固定骨替代材料。对膜进行修整以匹配种植体的形状，用螺丝在根方固定。

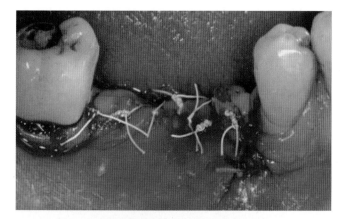

图11.10　冠向复位并缝合黏骨膜瓣，而不是像在种植成形术中使用的根向复位。冠向复位旨在覆盖再生材料（骨替代材料和胶原膜），并试图将牙龈组织保持在术前的水平，以达到美观和患者舒适的目的。

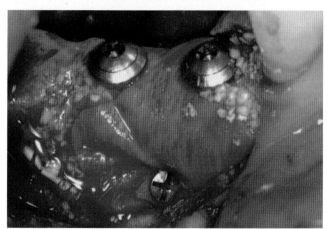

植物（图11.9）。将软组织尽量原位复位（图11.10）。一些临床报告显示，这些方法取得了一定的成功[5]。然而，所有报道的机械方法和药物都会从种植体上去除钛氧化层且该层将不会重新形成。如果没有钛氧化层，是否会发生真正的再次骨整合是值得怀疑的。

11.7　再生治疗：光纤视镜辅助微创手术

随着用于牙周手术的牙科光纤视镜（光纤视镜辅助微创手术或VMIS）的出现（图11.11），现在可以通过比过去小得多的切口来观察牙齿和种植体周骨缺损。据报道，使用这种方法在天然牙周组织再生方面取得了良好的效果[6]。这些图**11.11** 用于天然牙和种植体的光纤视镜辅助微创手术的牙科内窥镜（MicroSight，Q-Optics）。

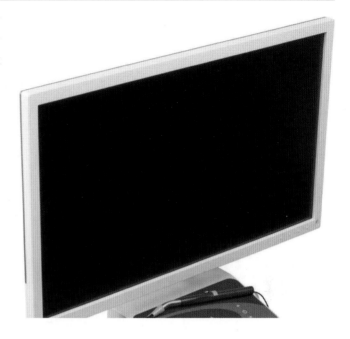

积极的结果至少部分可以归功于保持牙槽骨和软组织的血液供应。从理论上讲，在种植体周使用小切口应该可以获得与天然牙周微创再生治疗相同的优势。当VMIS方法用于治疗种植体时，仅在骨缺损区域翻开4~6mm的小瓣（图11.12）。使用半厚瓣切口将组织稍微拉开，以便将一个小的开口器（作为光纤视镜的一部分）插入手术位点。这可以在不做大切口的情况下，很好地显示骨缺损区域（图11.13）。此时，建议去除一薄层的组织，通常厚度为1~1.5mm（图11.14）。这样做是为了去除可能嵌入软组织中的任何钛腐蚀颗粒或粘接剂颗粒。以这种方式，在骨替代材料和种植体上方放上一层"新鲜"的组织边缘。通常，被切除的组织中含有被炎性细胞包绕的微小异物碎片，如粘接剂或钛。这些异物颗粒是炎症中心，可能导致再生治疗的失败。在暴露的粗糙种植体表面上，不应使用任何刮治或刺激性药物。相反，在仔细去除肉芽组织后，用浸泡在无菌生理盐水中的纱布轻轻擦拭暴露的粗糙种植体表面（图11.15）。与酸性药物相比，这种方法可以去除大多数细菌，而且对钛氧化层的损害也更小。骨缺损通常是用混合了釉基质提取物的同种冻干骨移植物来填充的（图11.15）。如果没有同种异体骨，也可以使用动物来源的骨材料。在这种微创方法中，无须使用屏障膜，因为软组

图11.12 在骨缺损区域的种植体周进行沟内切口。将半厚切口延伸至相邻牙的转角。

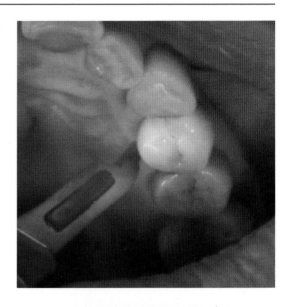

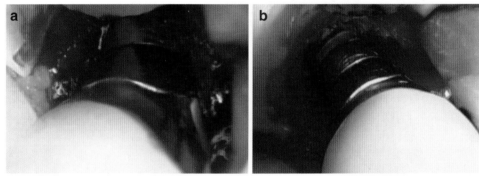

图11.13 （a）如图11.12所示种植体的初始光纤视镜图像。注意右侧牙冠边缘残留的粘接剂，用手动工具将其清除，避免使用超声波仪器。（b）移除粘接剂和肉芽组织后的种植体图像，注意种植体腭侧的骨缺损。

图11.14 切除紧邻种植体骨吸收区域的薄层牙龈。这层组织通常含有被炎性细胞包绕的异物，如粘接剂和/或钛颗粒。

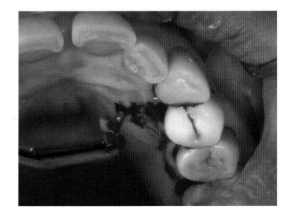

图**11.15** 将混合有釉基质提取物 （Emdogain，Straumann，USA） 的同种冻干骨放置在种植体周的骨缺损区域，并在龈乳头处用简单的垂直褥式缝合关闭软组织。

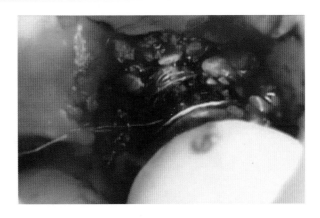

织结构完整且血液供应得到维持，能稳定骨替代材料。光纤视镜辅助微创手术是更优的种植体周骨再生方法。

11.8 如何处理失败种植体？

临床医生面临的一个基本问题是，是否应尽可能长时间保留已经出现骨吸收的种植体，而这颗种植体几乎确定最终会失败，还是应进行手术治疗，以试图使局部骨再生并重新与种植体整合。除了清除残留粘接剂外，目前还没有一个能被广泛接受的答案。去除残留粘接剂似乎可以阻止或逆转种植体周骨吸收，当然这最好通过手术来完成。建议大力开展残留粘接剂的诊断和治疗。通过手术方法暴露种植体（无论是否进行种植体成形术）相对来说效果都是可以预期的，但患者必须充分了解这可能会造成美观不佳以及难以清理的结果。尝试再生已经丧失的骨组织并期待其发生重新骨整合这一方法的临床证据还不充分，应根据具体情况而定，患者应充分了解其潜在的负面结果。

11.9 钛氧化层：是否会自发再生？

在所述的再生手术方法中，提到了种植体钛氧化层的重要性。似乎钛氧化层的存在对于骨整合是必要的。同样明显的是，通过机械或化学处理对种植体表面进行彻底清洁将去除钛氧化层[7]。一个尚未解答的问题是，在临床情况下，钛氧化层是否会自发再生。当钛合金在受控的体外（实验室）条件下暴露于氧气中时，会在钛合金表面形成钛氧化层。显然在临床情况下，当种植体被清洁后并暴露于大气氧气和/或水中时，钛氧化层的再生是可能的。然而，在临床治疗过程中，钛氧化层是否能自发再生（再钝化）仍存在一些疑问。目前，争论仍在继续。如果对钛氧化层在临床操作过程中是否会再生仍有怀疑，那基于这种怀疑，就应尽最大努力保留种植体上的钛氧化层。这个问题也是一个主要参考因素，来决定选择哪种治疗措施：是像一些学者推荐的用各种相对强力的方法来"净化"种植体，还是以非常温和的方式来处理。笔者认为应尽可能保留剩余的钛氧化层。基于这种认识，目前建议不要对种植体表面进行机械或超声刮治，也不要使用强力消毒溶液（如柠檬酸和四环素）。但要回答钛氧化层是否会在临床环境下自发再生的问题，仍然需要进一步的研究。

11.10　总结

当发生骨吸收时，需要进行进阶治疗。多次"保守"治疗，如刮治或抗生素治疗，已被证明是无效的。对于手术治疗，必须决定使用再生还是非再生的方法。

第12章 未来的方向
Future Directions

Stephen Harrel

> **要点**
> - 种植体短期内的改进可能通过对现有钛种植体表面的改造来实现。
> - 对于陶瓷种植体的研究正在进行中，但过去陶瓷种植体发生折断的历史使其前景充满不确定性。
> - 在明确"骨整合"的本质之前，种植体周疾病的预防及治疗不太可能变得可预期和成功。
> - 有"仿生"结构的种植体是未来最有可能的改进方向。

12.1 短期内的改进

短期内可能会看到钛种植体的持续改进，改进后的种植体仍然类似于目前常规使用的种植体。这意味着，最常用的种植体可能仍然是某种形式的机械加工钛钉，具有各种表面修饰，能与骨骼进行骨整合。种植体的改进可能是渐进的，而不是种植体设计的重大转变。这些渐进变化的形式可能是种植体表面的变化，目的是实现更快的骨整合和更快地连接修复体。目前讨论的改进通常是在表面涂层，如抗菌物质、通过激光蚀刻的种植体粗糙表面以及无数其他可能的变化。最近的一项综述着眼于目前正在探索的种植体表面修饰方法[1]。

S. Harrel (✉)
Texas A&M College of Dentistry, Dallas, TX, USA

12.2 需要阐明骨整合失败的机制

尽管目前正在探索的一些种植体表面改进无疑会改善种植体的功能性和易用性，但在明确骨整合失败的实际机制之前，不太可能显著减少种植体周疾病导致的种植失败。目前，骨整合的性质存在争议。Brånemark等曾认为种植体与骨表面之间存在机械锁结[2]。目前最新理论认为，骨整合是一种异物反应，是骨骼"隔离"了钛表面，以便身体能够耐受其存在[3]。因此，在明确骨整合的本质之前，不太可能在预防或治疗种植失败方面有明显的改善。一些迹象表明，种植体周炎的发生与钛种植体表面的腐蚀有关，反过来破坏了"异物"反应的平衡。虽然这一潜在机制尚未得到证实，但越来越多的人认为钛并不是种植体的理想材料。

12.3 长期改进

毫无疑问，未来牙科种植体将由钛以外的材料制成。目前对锆制备的种植体进行了研究。从历史上看，具有陶瓷表面的种植体，如玻璃碳和羟基磷灰石，在骨中具有良好的相容性，并可以更快地获得临床稳定性[4]。然而，迄今为止，所有类型的陶瓷种植体都因断裂而发生了高频率的机械性失败。虽然尚未对其进行详细研究，但锆种植体似乎也有同样的缺陷。笔者认为，陶瓷是否会成为未来种植体材料是值得怀疑的。

在实验室使用患者自身的干细胞长出一颗新牙齿的可能性，通常被认为是替换天然牙的长期答案。然而，除了机械稳定性和生物相容性外，还有许多因素阻碍了这种方法成为临床可行的选择。人类牙齿由多种组织组成，这些组织由内部血供所滋养，在实验室中极难复制。除此之外，还有人类牙齿的解剖问题，从前牙到磨牙，牙齿的形状非常复杂。虽然在缺牙区放置某种形式的牙胚，最终形成与缺失牙相似的新牙齿，也许在未来会实现，但目前的技术还远不能达到这一目标。

笔者认为，一种更可能的临时"仿生"种植体将是一种人造支架，可能打印出来以适应患者的特定解剖及结构需求，在实验室中将患者的某种细胞结构放置在这个支架上培养生长。然后，这种理想的种植体将被插入患者牙槽骨上已经备好的窝洞中，类似于今天的钛种植体的操作，但植入的结构与骨之间的结合将是一种生物结合。虽然这种方法目前只是一种设想，但具有结构完整性的"仿生"种植体似乎有实现的可能性。希望在可预见的未来，我们能够有更具生物学基础的种植体来替代钛种植体。正如60年前，我们现在所使用的不太完美但功能强大的钛种植体曾经也被认为是一个不可能实现的梦想一样，种植体/牙齿替换的下一个重大改进在今天对我们来说也是难以预见的。尽管如此，对于口腔医生和患者来说，毫无疑问将会出现一种全新的方法来极大改善种植体的相容性与功能性。

12.4　总结

种植技术的未来发展尚未可知。短期内的改进可能会是对钛表面进行修饰，但在更好地了解骨整合的本质之前，不太可能制造出理想的种植体表面。